Inhaltsverzeichnis

HAUPTSPEISEN

Vegetarische Gerichte

4

FRÜHSTÜCK   69

REZEPTE ALPHABETISCH   71

Allgemeines

Allgemeines

Die 5-Elemente Ernährung (chinesische Ernährungslehre) ist neben Akupunktur, Kräuterheilkunde, Tuina, Qi Gong und Feng-Shui ein Teilbereich der Traditionellen Chinesischen Medizin (TCM) und arbeitet nach dessen Prinzipien und Grundlagen.

In unserem Buch „Hausmannskost nach den 5-Elementen" wurden viele bekannte Standardgerichte so adaptiert, dass sie den Kriterien der 5-Elemente Ernährung / Küche gerecht werden.

Das bietet „Neulingen" der 5-Elemente Küche einen leichten Einstieg, und Experten kommen mit der Wirkungsbeschreibung aller Rezepte und den ausführlichen Registern im Anhang auch auf ihre Rechnung.

Die Rezepte sind so aufgebaut, dass zu Beginn jedes Rezepts die Zutaten aufgelistet werden. Mit dieser Liste lassen sich die benötigten Nahrungsmittel gut vorbereiten und herreichten. Danach wird beschrieben, wie das Gericht zuzubereiten ist. Besteht ein Gericht aus mehreren Teilen (z.B. Fleisch und Fülle), so werden Liste und Zubereitung in diese Teile gegliedert. Zuletzt wird die Wirkung des Gerichts nach Traditioneller Chinesischer Medizin beschrieben.

Alle Gerichte sind grundsätzlich für vier Personen.

Was macht die 5-Elemente Küche aus

Für die 5-Elemente Küche sind frische und naturbelassene Nahrungsmittel und Kräuter die Basis und bilden den Grundstock für gut schmeckende und bekömmliche Speisen.

Nur naturbelassene und frische Zutaten in unseren 5-Elemente Gerichten nähren den Körper richtig mit Qi, Blut, Körpersäften, Yin und Yang. Weswegen in der 5-Elemente Küche auch keine Fertiggerichte oder denaturierte Nahrungsmittel verwendet werden.

Die Speisen werden in der Regel immer gekocht, oder so zubereitet, dass sie für unsere Verdauung gut vorbereitet sind.

Womit wir schon bei der Verdauung sind, und dem Grund, warum die richtige Zubereitung unserer Kost so wichtig ist.

Es gibt drei Vor-Verdauungsstufen, die unserem Dünndarm helfen, möglichst viele Inhaltsstoffe aus der Nahrung zu extrahieren und zu resorbieren.

Die erste Stufe ist die Zubereitung, also das Kochen der Speisen. Nur entsprechend zubereitete Speisen können von unserem Verdauungsorgan auch gut aufgenommen werden.

Die zweite Vor-Verdauungsstufe passiert im Mund. Durch das Kauen und Einspeicheln. Viele von uns essen ungekochte Speisen oder Fertiggerichte, und kauen diese auch noch zu wenig.

Sie machen es damit der dritten Vor-Verdauungstufe - nämlich unserem Magen - sehr schwer, den Speisebrei perfekt für die Resorption im Dünndarm vorzubereiten. Unverdaute Speisereste im Stuhl sind die Folge, und ein Zeichen dafür. Zu wenige Inhaltstoffe können somit aus der Nahrung extrahiert werden. Ein Mangel entsteht, und der Körper schreit sofort wieder nach weiterer Nahrung. Es kann sich sogar so richtiger Heißhunger entwickeln.

Der Magen - unsere dritte Vor-Verdauungsstufe - ist unser körpereigener Nahrungsspeicher. Der zerkleinerte und durchmischte Nahrungsbrei mit einheitlicher Konsistenz wird gleichmäßig in kleinen Mengen an den Darm abgegeben. Wir können also unseren Nahrungsbedarf mit wenigen größeren Mahlzeiten decken.

Das bestätigt ein weiteres Prinzip der 5-Elemete Ernährung: 3-mal am Tag gekochte Speisen Essen. In der Früh, zu Mittag und am Abend. Dazwischen am Vormittag Obst, und am Nachmittag z.B. Nüsse. Keine Zwischenmahlzeiten.

Die Drüsen in der Magenschleimhaut produzieren den Magensaft. Er enthält Salzsäure zur Abtötung von Krankheitserregern, Enzyme für die Verdauung von Eiweißen und wichtige Hormone und Botenstoffe, z.B. für die Aufnahme von Vitamin B12 im Dünndarm.

Mit dem sogenannten „Magenschutz", einem Protonenpumpenhemmer wird die Produktion von Magensaft gehemmt. Bei der Vielzahl der Aufgaben des Magensaftes kann man sich sehr gut ausmalen, was eine langfristige Einnahme für Auswikungen für den Körper hat. Jedenfalls wird die Funktion der dritten Vor-Verdauungsstufe erheblich gestört.

Aber: Protonenpumpenhemmer zählen mit einem globalen Umsatz von 26,5 Mrd. US Dollar (wikipedia.org, 2014) zu den weltweit am häufigsten verordneten Medikamenten. Ein Riesen-Geschäft also.

Um die dritte Vor-Verdauungsstufe - also den Magen - nicht in seiner „Arbeit" zu stören, ist es empfehlenswert, während dem Essen nichts zu trinken. Insbesondere keine kalten Getränke. Warum? Durch das Trinken wird der Magensaft verdünnt und damit der Verdauungsprozess gestört. Es ist vergleichbar mit einem brodelnden Suppentopf, in den man einen Liter kaltes Wasser gießt. Der Kochprozess ist unterbrochen. Es dauert sehr lange, bis die Suppe wieder köchelt.

Ein weiterer wichtiger Bestandteil der 5-Elemente Küche ist auch, dass Nahrungsmittel aller 5 Elemente (Erde, Metall, Wasser, Holz, Feuer) in unseren Speisen vertreten sind. Deswegen der Begriff „5-Elemente Küche / Ernährung".

Warum ist das so wichtig? Jedes Nahrungsmittel ist einem Element zugeordnet. Und jedes Element wiederum Organen im Körper. In dem wir in unseren Speisen Nahrungsmittel mit entsprechenden Element-Zuordnungen verwenden, lenken wir auch die „Essenz" dieser Speisen zu diesen Organen. Damit stärken wir diese Organe mit Qi, Blut, Yin, Yang und Säften.

Die entsprechenden Elementzuordnungen werden bei jedem aufgelisteten Nahrungsmittel in Klammern angeführt. Erde mit (E), Metall mit (M), Wasser mit (W), Holz mit (H) und Feuer mit (F).

Bei genauerer Betrachtung der Nahrungsmittel und dieser Element-Zuordnungen wird man feststellen, dass die dem Lebensmittel zugeordneten Elemente immer gewisse Geschmäcker aufweisen. So ist die Erde süß, Metall scharf, Wasser salzig, Holz sauer und Feuer bitter. Somit kann man jedem der 5 Elemente auch je einen Geschmack zuordnen.

Jedes Nahrungsmittel bzw. jede Speise hat auch eine thermische Wirkung. Diese ist unter den Wirkungsweisen der Speisen aufgelistet.

Bei der thermischen Wirkung sollte auf Jahreszeit und Typ geachtet werden. Also im Winter keine kühlenden Speisen und im Sommer keine zu warmen oder heißen. Hat man sowieso schon kalte Hände und Füße, sollte man kühlende Speisen überhaupt meiden und hauptsächlich wärmende Gerichte essen.

Welche Nahrungsmittel verwenden

Grundsätzlich werden in der 5-Elemente Küche frische, naturbelassene und am Besten aus biologischem Anbau stammende Nahrungsmittel verwendet.

Es gilt auch: Saisonal und Regional. Alles was gerade im Garten wächst oder lagerfähig ist, kann verwendet werden. Lagerfähig ja, aber ohne Gefrierschrank.

Als Süßungsmittel empfehlen sich Rohrohrzucker, Honig (nicht über 40 Grad erhitzen), Agavendicksaft, Xyolit (Birkenzucker) oder Ahorn Sirup.

Bei Milchprodukten Ziegen- oder Schafmilchprodukte verwenden. Kuhmilch hat eine verschleimende Wirkung. Neuen Studien der Harvard School of Public Health (http://www.hsph.harvard.edu/nutritionsource/calcium-full-story/, 2014) zufolge, ist Kuhmilch sogar ein Calzium-Räuber. Sie wirkt nicht gegen Osteoporose und enthält sogar Inhaltsstoffe, die das Krebsrisiko steigern.

Wer den Geschmack der Ziegenmilch nicht mag kann auch Schafmilch probieren. Der Geschmack der Schafmilch ist ähnlich der Kuhmilch.

Light Produkte entsprechen nicht dem Standard der 5-Elemente Küche. Sie sind nicht naturbelassen. Wie überhaupt alle denaturierten Produkte.

Hirse vor dem Kochen heiß abwaschen und anschließend rösten. Buchweizen vor dem Kochen heiß waschen.

Als Salz verwendet man am Besten unjodiertes natürliches Meer- oder Steinsalz und kein raffiniertes jodiertes Salz. Es enthält eine vielzahl von wertvollen Mineralien neben dem eigentlichen Salz (NaCl), und nährt damit den Körper in besonderer Weise.

<u>5 Elemente Suppenwürze</u>: Am besten macht man sich die Suppenwürze selbst (siehe Rezept Nr. 1.). Sie ist kostengünstig und die gesündeste Variante.

<u>Gebundene Suppen</u>: Statt der Einmach (Butter, Mehl und Wasser) kann man auch Kuzu oder Pfeilwurzelmehl zum Binden verwenden.

Bei Marmelade anstatt des Gelierzuckers einfach Agar-Agar verwenden und je nach Süße der Früchte mit Rohrohrzucker zuckern.

Besonders zu beachten

Die Ernährung erfolgt im Idealfall nach einem individuellen Plan, je nach Konstitution, Disharmonie und Jahreszeit.

Hochwertige, biologische Nahrungsmittel verwenden.

Obst und Gemüse je nach Saison.

Vor, während und nach dem Essen nichts trinken (1 h vor und 2 h nach dem Essen) und keine eiskalten Getränke oder Speisen.

3x täglich gekochtes Essen, keine Zwischenmahlzeiten (außer Obst am Vormittag, Nüsse am Nachmittag, kein Obst nachmittags).

Keine Mahlzeiten auslassen, nicht hungern und nicht überessen.

Abends eine leichte Kost und keine Kohlenhydrate, Fleisch, Milchprodukte, und Rohkost essen, sondern z.B. Gemüsesuppen.

Abends nach 18 Uhr nichts mehr essen.

Keine Vitamine, Mineral- od. Proteinpräparate.

Kein „Sammelsurium" an Kräutertees, sondern auf Konstitution und Disharmonie abgestimmte Teemischungen.

Regelmäßige Schlafenszeiten (ideal wäre 22 Uhr - 6 Uhr).

Regelmäßig Bewegung.

Zu Vermeiden

Tiefkühlprodukte, Mikrowelle, Fertiggerichte, stark verarbeitete Nahrungsmittel.

Süßigkeiten, Zucker, Süßstoff, Alkohol.

„light" Produkte (fettreduzierte Nahrungsmittel).

Unnatürliche Zusatzstoffe, Geschmacksverstärker.

Konservierungsmittel, genmanipulierte Nahrungsmittel.

Brot, Weißmehlprodukte (ev. altes und/oder getoastetes Brot).

Schweinefleisch, Wurst, (zu viel) Milchprodukte.

SUPPEN

Suppengewürz

1. Suppenwürze (5E) selbst gemacht

10 Teile frische Kräuter und Gemüse, 1 Teil Meer- oder Steinsalz (W) (z.B. 1000g Kräuter und Gemüse, 100g Meer- oder Steinsalz).

Kräuter: Liebstöckl (Maggikraut) (M), Petersilie (H), Schnittlauch (M), Koriander (M), Brennessel (F), Basilikum (M), Dill (M), Lorbeer (M), Majoran (M), Rosmarin (F), Thymian (M), Muskat (M), Wacholderbeeren (F), Pfeffer (M), Chili (M), Ingwer (M), Knoblauch (M), Kurkuma (F), usw.

Gemüse: Karotten (E), Lauch (M), Zwiebel (M), Sellerie (Stange und Knolle) (E), Pastinake (F), Fenchel (E), Kohlrabi (E), Kraut (E), Karfiol (E), Paprika (E), Zucchini (E).

Man kann jedes Gemüse außer Kartoffeln und Rote Rüben verwenden, auch Grünzeug und Strunk!

Gemüse und Kräuter kleinschneiden, mixen und mit dem Salz gut vermischen. In Gläser abgefüllt, hält es mindestens 1 Jahr lang.

Klare Suppen

2. Rinderbrühe

Wasser (W), Petersilie (H), Wacholderbeeren (F), Rindfleisch mit Knochen (E), Karotten (E), Sellerie (E), Petersilienwurzel (E), Zwiebel gebraten (E), Pfefferkörner (M), Liebstöckel (M), Lauch (M), Lorbeerblätter (M), Salz (W).

Alle Zutaten der Reihe nach in das Wasser geben und 1 - 8 Stunden kochen lassen. Bei kurzer Kochzeit werden die Zutaten mitgegessen, bei längerer Kochzeit wird die Suppe abgeseiht.

Tonisiert Qi und Blut, wärmend.

3. Hühnerbrühe

Wasser (W), Petersilie (H), Wacholderbeeren (F), Huhn (E), Karotte (E), Sellerie (E), Petersilienwurzel (E), Pfefferkörner (M), Lorbeerblatt (M), Salz (W).

Alle Zutaten der Reihe nach in das Wasser geben und 1 - 8 Stunden kochen lassen. Bei kurzer Kochzeit werden die Zutaten mitgegessen, bei längerer Kochzeit wird die Suppe abgeseiht.

Tonisiert Qi und Blut, wärmend.

4. Gemüsebrühe

Wasser (W), Petersilie (H), Wacholderbeeren (F), Karotten (E), Sellerie (E), Petersilienwurzel (E), Zwiebel gebraten (E), Karfiol (E), Kraut (E), Pfefferkörner (M), Lorbeerblatt (M), Liebstöckel (M), Ingwer frisch (M), Lauch (M), Salz (W).

Alle Zutaten der Reihe nach in das Wasser geben und ½ - 8 Stunden kochen lassen. Bei kurzer Kochzeit werden die Zutaten mitgegessen, bei längerer Kochzeit wird die Suppe abgeseiht.

Tonisiert Qi, wärmend.

Suppeneinlagen

5. Tropfteigsuppe mit Dinkelmehl

3 dag Dinkelmehl (H), Kurkuma (F), 1 Ei (E), Muskat (M), Salz (W).

Alle Zutaten verrühren, in die kochende Suppe eintropfen und kurz köcheln lassen.

Tonisiert Qi, Yin und Blut.

6. Tropfteigsuppe mit Hirsemehl

3 dag Hirsemehl (E), Muskat (M), Salz (W), Petersilie (H), Kurkuma (F).

Alle Zutaten verrühren, in die kochende Suppe eintropfen und kurz köcheln lassen.

Tonisiert Qi, löst Nässe/Feuchtigkeit auf.

7. Grießeinlaufsuppe

3 dag Maisgrieß (E), Muskat (M), Salz (W), Petersilie (H), 1 Prise Kurkuma (F).

Alle Zutaten vermengen, in die kochende Suppe einlaufen lassen und köcheln lassen.

Tonisiert Qi, stärkt die Mitte.

8. Leberknödelsuppe

10 dag Hühnerleber kleingeschnitten (H), Kurkuma (F), 1 Ei (E), Butterschmalz (E), angeröstete Zwiebel (M), Salz (W), Petersilie (H), 1 Semmel eingeweicht (H), 2 dag Brösel (H), Oregano (F), 1 dag Hirsemehl (E), Knoblauch (M), Majoran (M), Salz (W).

Hühnerleber kleinschneiden, in Butterschmalz die Zwiebel anrösten und alle Zutaten vermengen, zu Knödel formen und 5 - 10 Minuten in der Suppe kochen.

Tonisiert Blut und Qi; nicht bei Schwangerschaft.

9. Grießnockerlsuppe

4 dag Butter (E), 1 Ei (E), Muskat (M), Salz (W), Petersilie (H), 6 - 8 dag Dinkelgrieß (H), Kurkuma (F).

Butter flaumig rühren, restliche Zutaten dazugeben, 10 Minuten ziehen lassen. Nockerl formen, in der Suppe 10 Minuten köcheln und weitere 10 Minuten ziehen lassen.

Tonisiert Qi, Yin und Blut.

10. Grießknöderlsuppe

¼ l Ziegenmilch (F), 8 dag Grieß (H), Kurkuma (F), 3 dag Butter flaumig (E), 1 Ei (E), Muskat (M), Salz (W), angerösteter Speck (W).

In die Milch kocht man den Grieß ein und lässt die Masse auskühlen. Zutaten der Reihe nach dazu geben, kleine Knödel formen und in der Suppe kurz köcheln.

Tonisiert Essenz, Blut, Qi und Yin.

11. Frittatensuppe mit Hirsemehl

¼ l Ziegenmilch (F), 12 dag Hirsemehl (E), 1 Ei (E), Salbei (M), Salz (W), Petersilie (H).

Alle Zutaten vermixen. In einer befetteten Pfanne dünne Frittaten backen, einrollen und nudelig schneiden.

Tonisiert Essenz, Blut, Qi und Yin; löst Nässe und Schleim.

12. Frittatensuppe mit Dinkelmehl

¼ l Ziegenmilch (F), 12 dag Dinkelmehl (E), 1 Ei (E), Salbei (M), Salz (W), Petersilie (H).

Alle Zutaten vermixen. In einer befetteten Pfanne dünne Frittaten backen, einrollen und nudelig schneiden.

Tonisiert Essenz, Blut, Qi und Yin.

13. Biskuitschöberl

4 dag Buchweizenmehl (F), 2 Eier (E), Koriander (M), Salz (W), Petersilie (H).

Eischnee schlagen, mit den restlichen Zutaten vermengen. Entweder in einer Schöberlform backen oder auf ein Backblech streichen und nach dem Backen in Rauten schneiden (180 Grad).

Tonisiert Qi, Yin und Blut.

14. Mehlschöberl

4 dag Butter (E), 2 Eier (E), Koriander (M), Salz (W), Petersilie (H), 1/16 l Ziegenmilch (F), 8 dag Buchweizenmehl (F), 1 Messerspitze Backpulver (zum Mehl geben).

Butter flaumig rühren, Schnee schlagen und mit allen Zutaten vermengen. Backen und in Rauten schneiden.

Tonisiert Essenz, Blut, Qi und Yin.

Gebundene Suppen

15. Karfiolsuppe

Wasser (W), geriebene Zitronenschale (H), Kurkuma (F), Karfiol (E), Liebstöckel (M), Salz (W), Petersilie (H), Wacholderbeere (F), Suppenwürze (5E). Für Einmach: 4 dag Butter (E), 4 dag Buchweizenmehl (F) oder Kuzu/Pfeilwurzelmehl (E).

Wasser aufkochen, Zutaten der Reihe nach hinein, Einmach mit Butter und Mehl machen (bzw. Kuzu/Pfeilwurzelmehl) und in die kochende Suppe rühren.

Eliminiert Hitze; nicht bei Mi Qi Mangel, Blähungen.

16. Kohlsprossensuppe

Wasser (W), geriebene Zitronenschale (H), Kohlsprossen (F), Fenchelsamen (E), Liebstöckel (M), Salz (W), Petersilie (H), Wacholderbeere (F), Suppenwürze (5E). Für Einmach: 4 dag Butter (E), 4 dag Buchweizenmehl (F) oder Kuzu/Pfeilwurzelmehl (E).

Wasser aufkochen, Zutaten der Reihe nach hinein, Einmach mit Butter und Mehl machen (oder Kuzu/Pfeilwurzelmehl) und in die kochende Suppe rühren.

Tonisiert Qi und Blut, löst Nässe und Schleim.

17. Spinatsuppe

Wasser (W), geriebene Zitronenschale (H), Kurkuma (F), Spinat (E), Liebstöckel (M), Salz (W), Petersilie (H), Wacholderbeere (F), Suppenwürze (5E). Für Einmach: 4 dag Butter (E), 4 dag Buchweizenmehl (F) oder Kuzu/Pfeilwurzelmehl (E).

Wasser aufkochen, Zutaten der Reihe nach hinein, Einmach mit Butter und Mehl machen (oder Kuzu/Pfeilwurzelmehl) und in die kochende Suppe rühren. Suppe pürieren.

Tonisiert Blut und Yin.

18. Tomatensuppe

Wasser (W), Tomaten (H), Rosenpaprika (F), Zwiebel gebraten (E),
Liebstöckel (M), Salz (W), Petersilie (H), Suppenwürze (5E). Für
Einmach: 4 dag Butter (E), 4 dag Buchweizenmehl (F) oder
Kuzu/Pfeilwurzelmehl (E).

Tomaten vierteln, dünsten, passieren, in die Suppe geben, alle
restlichen Zutaten der Reihe nach hinein, Einmach mit Butter und
Mehl machen (oder Kuzu/Pfeilwurzelmehl) und in die kochende
Suppe rühren.

Eliminiert Hitze; nicht bei bei Kälte der Mitte

19. Selleriesuppe

Wasser (W), Petersilie (H), Wacholderbeere (F), Sellerieknolle (E),
Liebstöckel (M), Salz (W), Suppenwürze (5E). Für Einmach: 4 dag
Butter (E), 4 dag Buchweizenmehl (F) oder Kuzu/Pfeilwurzelmehl
(E).

Wasser aufkochen, Zutaten der Reihe nach hinein, Einmach mit
Butter und Mehl machen (oder Kuzu/Pfeilwurzelmehl) und in die
kochende Suppe rühren. Suppe pürieren.

Tonisiert Qi.

20. Gemüsesuppe

Wasser (W), Petersilie (H), Tomaten (H), Wacholderbeere (F),
Karotten (E), Kohlrabi (E), Kraut (E), Karfiol (E), Kartoffeln (E),
Fisolen (E), Zwiebel gebraten (E), Liebstöckel (M), Lorbeerblatt
(M), Pfefferkörner (M), Salz (W), Suppenwürze (5E). Für Einmach:
4 dag Butter (E), 4 dag Buchweizenmehl (F) oder
Kuzu/Pfeilwurzelmehl (E).

Wasser aufkochen, Zutaten der Reihe nach hinein, Einmach mit Butter und Mehl machen (oder Kuzu/Pfeilwurzelmehl) und in die kochende Suppe rühren.

Tonisiert und bewegt Qi.

21. Karottensuppe

Wasser (W), Petersilie (H), Wacholderbeere (F), Karotten (E), Lorbeerblatt (M), Salz (W), Suppenwürze (5E). Für Einmach: 4 dag Butter (E), 4 dag Buchweizenmehl (F) oder Kuzu/Pfeilwurzelmehl (E).

Wasser aufkochen, Zutaten der Reihe nach hinein, Einmach mit Butter und Mehl machen und in die kochende Suppe rühren. Pürieren.

Tonisiert Qi und Blut.

22. Lauchsuppe

Wasser (W), Petersilie (H), Wacholderbeere (F), Kartoffeln (E), Lauch (M), Pfeffer (M), Salz (W), Suppenwürze (5E). Für Einmach: 4 dag Butter (E), 4 dag Buchweizenmehl (F) oder Kuzu/Pfeilwurzelmehl (E).

Wasser aufkochen, Zutaten der Reihe nach hinein, Einmach mit Butter und Mehl machen (oder Kuzu/Pfeilwurzelmehl) und in die kochende Suppe rühren. Pürieren.

Tonisiert Yang und Qi, reguliert und bewegt Qi; nicht bei Hitze, Yin Mangel

23. Kohlrabisuppe

Wasser (W), Petersilie (H), Wacholderbeere (F), Kohlrabi (E), Zwiebel gebraten (E), Lorbeerblatt (M), Salz (W), Suppenwürze (5E). Für Einmach: 4 dag Butter (E), 4 dag Buchweizenmehl (F) oder Kuzu/Pfeilwurzelmehl (E).

Wasser aufkochen, Zutaten der Reihe nach hinein, Einmach mit Butter und Mehl machen (oder Kuzu/Pfeilwurzelmehl) und in die kochende Suppe rühren. Pürieren.

Reguliert und bewegt Qi.

24. Zwiebelsuppe

4 dag Fett (E), 40 dag Zwiebel (M), 4 dag Reismehl (M), Pfeffer (M), Schnittlauch (M), 1 l Wasser (W), Salz (W), Petersilie (H), Wacholderbeere (F), Suppenwürze (5E), 2 Dotter (E), 4 EL Rahm (E), 1/10 l Weißwein (H).

In heißem Fett lässt man die ringelig geschnittene Zwiebel glasig anlaufen, staubt mit Mehl, würzt mit Pfeffer und Schnittlauch und gießt mit Wasser oder Brühe auf. Salzen, mit Petersilie, Wacholderbeere und Suppenwürze (5E) würzen. Eventuell mit Dotter, Rahm und Weißwein verbessern (vorher verquirlen und nicht mehr kochen).

Tonisiert Qi, löst Schleim, eliminiert Wind-Kälte; nicht bei Yin Mangel, bei starkem Schwitzen, Fieber.

25. Krautsuppe

Wasser (W), Petersilie (H), Wacholderbeere (F), Kraut in Streifen geschnitten (E), 2 Kartoffeln gewürfelt (E), Zwiebel gebraten (E), Pfeffer (M), Salz (W), Suppenwürze (5E). Für Einmach: 4 dag Butter (E), 4 dag Buchweizenmehl (F) oder Kuzu/Pfeilwurzelmehl (E).

Wasser aufkochen, Zutaten der Reihe nach hinein, Einmach mit Butter und Mehl machen (oder Kuzu/Pfeilwurzelmehl) und in die kochende Suppe rühren.

Reguliert und bewegt Qi, eliminiert Hitze, reguliert den Stuhlgang.

26. Kartoffelsuppe

3 dag Fett (E), Zwiebel oder Lauch (M), ½ kg Kartoffeln (E), Hirsemehl (E), Pfeffer (M), Wasser (W), Petersilie (H), Wacholderbeere (F), Butter (E), Majoran (M), Lorbeerblatt (M), Salz (W), Essig (H), Suppenwürze (5E).

In heißem Fett lässt man gehackte Zwiebel gelb anlaufen und dünstet darin würfelig geschnittene Kartoffeln, staubt, gießt auf, würzt und lässt die Suppe kochen.

Tonisiert Qi

27. Erbsensuppe

Wasser (W), Petersilie (H), Wacholderbeere (F), Erbsen (E), Lorbeerblatt (M), Salz (W), Suppenwürze (5E). Für Einmach: 4 dag Butter (E), 4 dag Buchweizenmehl (F) oder Kuzu/Pfeilwurzelmehl (E).

Wasser aufkochen, Zutaten der Reihe nach hinein, Einmach mit Butter und Mehl machen (oder Kuzu/Pfeilwurzelmehl) und in die kochende Suppe rühren. Pürieren.

Tonisiert, reguliert und bewegt Qi.

28. Fisolensuppe

Wasser (W), Petersilie (H), Wacholderbeere (F), Fisolen (E), Lorbeerblatt (M), Salz (W), Suppenwürze (5E). Für Einmach: 4 dag Butter (E), 4 dag Buchweizenmehl (F) oder Kuzu/Pfeilwurzelmehl (E).

Fisolen in kleine Stücke schneiden. Wasser aufkochen, Zutaten der Reihe nach hinein, Einmach mit Butter und Mehl machen (oder Kuzu/Pfeilwurzelmehl) und in die kochende Suppe rühren.

Tonisiert Qi.

29. Linsensuppe

Fett (E), Zwiebel (M), Linsen (E), Lorbeerblatt (M), Wasser (W), Petersilie (H), Kurkuma (F), Karotten (E), Lorbeerblatt (M), Salz (W), Suppenwürze (5E). Für Einmach: 4 dag Butter (E), 4 dag Buchweizenmehl (F) oder Kuzu/Pfeilwurzelmehl (E).

Zwiebel in Fett anbraten, Linsen mitbraten und die restlichen Zutaten der Reihe nach dazu. Eine Einmach ist nicht unbedingt notwendig.

Tonisiert Essenz, Qi und Blut.

30. Gerstensuppe

Wasser (W), Petersilie (H), Wacholderbeere (F), Gerste ganz (E), Karotten (E), Sellerie (E), Fenchel (E), Zwiebel gebraten (E), Lorbeerblatt (M), Salz (W), Suppenwürze (5E).

Alle Zutaten der Reihe nach in einen Topf geben. Suppe 1 - 2 Stunden kochen lassen oder Gerste über Nacht einweichen.

Tonisiert Qi und Yin.

31. Gerstenschleimsuppe

Wasser (W), Petersilie (H), Wacholderbeere (F), Gerste (E), Butter (E), Lorbeerblatt (M), Salz (W), Suppenwürze (5E).

Gerste über Nacht einweichen. In das Einweichwasser werden alle Zutaten der Reihe nach hineingegeben und weichgekocht. Suppe passieren.

Tonisiert Qi und Yin.

32. Haferschleimsuppe

Wasser (W), Petersilie (H), Wacholderbeere (F), Butter (E), Hafer (M), Prise Pfeffer (M), Salz (W), Suppenwürze (5E).

Hafer über Nacht einweichen. In das Einweichwasser werden alle Zutaten der Reihe nach hineingegeben und weichgekocht. Suppe passieren.

Tonisiert Qi, beruhigt Geist.

33. Reisschleimsuppe

Wasser (W), Petersilie (H), Wacholderbeere (F), Butter (E), Basmativollkornreis (M), Prise Pfeffer (M), Salz (W), Suppenwürze (5E).

Zutaten der Reihe nach in das Wasser geben. Man kocht die Suppe zwischen 1 und 5 Stunden.

Tonisiert Qi, reguliert und bewegt Qi.

34. Haferflockensuppe

Butter (E), Zwiebel (M), Haferflocken (E), Wasser (W), Petersilie (H), Wacholderbeere (F), Karotte gerieben (E), Pfeffer (M), Salz (W), Suppenwürze (5E).

In Butter werden Zwiebel und Haferflocken angeröstet, mit Wasser aufgießen und die restlichen Zutaten in die Suppe geben.

Tonisiert Qi, beruhigt den Geist, wärmend.

35. Geröstete Griessuppe

4 dag Butter (E), Koriander (M), Salz (W), 6 dag Dinkelgrieß (H), Kurkuma (F), Karotte gerieben (E), Pfeffer (M), Wasser (W), Petersilie (H), Suppenwürze (5E).

Butter zerlassen, Koriander und Salz dazu, den Dinkelgrieß darin anrösten und die restlichen Zutaten der Reihe nach hinein und kochen.

Tonisiert Qi, Yin und Blut.

36. Ribelesuppe

4 dag Buchweizenmehl (F), 1 Ei (E), Koriander (M), Salz (W),
Petersilie (H), Fett (E), Zwiebel gebraten (E), Wasser (W),
Suppenwürze (5E).

In das Mehl das versprudelte Ei geben und würzen. Verrühren
und in heißem Fett mit gehackter Zwiebel anrösten, mit Wasser
aufgießen und kochen.

Tonisiert Qi.

37. Krautminestra

Fett (E), Kraut (E), Basmativollkornreis (E), Lorbeerblatt (M),
Wasser (W), Salz (W), Petersilie (H), Wacholderbeere (F),
Parmesan (W).

Kraut nudelig schneiden und in Fett andünsten. Reis dazugeben,
Lorbeerblatt hinein und mit Wasser aufgießen. Die restlichen
Zutaten hineingeben und kochen. Eventuell vor dem Anrichten
geriebenen Parmesan dazu geben.

Reguliert und bewegt Qi, reguliert Stuhlgang, eliminiert Hitze,
tonisiert Qi, löst Nässe/Feuchtigkeit.

38. Reissuppe mit Wurzelwerk

4 dag Fett (E), Lauch und Zwiebel (M), Karotten (E),
Basmativollkornreis (E), Pfeffer (M), Wasser (W), Petersilie (H),
Wacholderbeeren (F), Pastinake (F), Sellerie (E), Pfeffer (M), Salz
(W).

Lauch und Zwiebel in Fett anrösten, nudelig geschnittenes
Karotten und Reis mitrösten, mit Pfeffer würzen und mit Wasser
aufgießen. Restlichen Zutaten hineingeben, kochen.

Tonisiert Qi und Yang, löst Nässe/Feuchtigkeit/Schleim, reguliert
und bewegt Qi; nicht bei Yin Mangel

39. Serbische Bohnensuppe

10 dag Speck (W), 1 TL Essig (H), 1 TL Rosenpaprika (F), Zwiebel gebraten (E), 1 EL Reismehl (M), Knoblauch (M), Wasser (W), Salz (W), 10 dag gekochte Mungbohnen (W), 1 EL Tomatenmark (H), Sauerrahm (H).

Kleinwürfelig geschnittenen Speck glasig anrösten, Essig, Paprikapulver und Zwiebel mitrösten, mit Reismehl stauben, Knoblauch hinein und mit Wasser aufgießen. Restliche Zutaten der Reihe nach hineingeben und 15 Minuten kochen lassen. Mit Sauerrahm verbessern.

Tonisiert Yin und Qi, eliminiert Hitze, trocknet Nässe, leitet Toxine aus; nicht bei Nieren Yang Mangel, Milz und Magen Kälte.

40. Frühlingskräutersuppe

5 dag Butter (E), 5 dag Reismehl (M), Prise Pfeffer (M), Wasser (W), Petersilie (H), Gundelrebe, Sauerampfer, Löwenzahn, Schafgarbe, Spitzwegerich, Gänseblümchen, Veilchen, Brennnesseln (F), Schlüsselblume, Spinat (E).

Mit Butter und Reismehl eine lichte Einmach machen und gut verkochen lassen. Kräuter fein hacken und 10 Minuten vor dem Anrichten in der Suppe ziehen lassen.

Entschlackend.

41. Gebundene Hühnersuppe

Wasser (W), Huhn (H), Wacholderbeeren (F), Pastinake (F), Karotten (E), Sellerie (E), Zwiebel (M), Salz (W), Petersilie (H). Für Einmach: 4 dag Butter (E), 4 dag Buchweizenmehl (F) oder Kuzu/Pfeilwurzelmehl (E).

Wasser aufkochen, Zutaten der Reihe nach hinein, Einmach mit Butter und Mehl machen (oder Kuzu/Pfeilwurzelmehl) und in die kochende Suppe rühren.

Tonisiert Qi und Blut, wärmend.

42. Spanische Fischsuppe

Wasser (W), 15 dag Karpfenfilet (W), Salz (W), Petersilie (H), Prise Rosenpaprika (F), Pastinake (F), Karotten (E), Sellerie (E), Zwiebel (M), Speck (W), Petersilie (H), Wacholderbeere (F), ¼ Krautkopf (E), Pfeffer (M), Salz (W), Tomaten (H), Paprikapulver (E), 3 EL Reis (M).

Einen Sud aus Wasser, Fisch, Salz, Petersilie, Wurzelgemüse und Zwiebel bereiten und den Fisch darin 15 Minuten ziehen lassen. Den Fisch herausnehmen. Speck und Kraut anrösten, mit dem Fischsud aufgießen und halbweich kochen. Die restlichen Zutaten in die Suppe geben, zum Schluss den zerpflückten Fisch wieder hineingeben.

Tonisiert Qi, löst Nässe/Feuchtigkeit.

43. Hühner-Reis-Suppe

250 g Hühnerbrustfilets (H), Paprikapulver (F), Fett (E), Champignons (E), Zwiebel (M), Pfeffer (M), 80 g Reis (M), Wasser (W), Salz (W), Suppenwürze (5E).

Das Fleisch mit Paprikapulver würzen und in Fett braun anbraten. Die Champignons und Zwiebel mitbraten, mit Pfeffer würzen und den Reis hineingeben. Mit dem Wasser ablöschen und mit Salz und Suppenwürze (5E) würzen.

Tonisiert Qi und Blut, wärmend.

44. Knoblauchsuppe

4 Kartoffeln (E), 1 EL Schmalz (E), 3 Piment (M), 5 Nelken (M), 1 Prise Muskat (M), 2 Lorbeerblätter (M), 1 Liter Wasser (W), Salz (W), Suppenwürze (5E), 10 Knoblauchzehen (M).

Die Kartoffeln schälen, würfeln und zusammen mit Schmalz, Piment, Nelken, Muskat, Lorbeerblätter, Wasser, Salz und Suppenwürze (5E) kochen. Die Suppe pürieren, die geschälten Knoblauchzehen beigeben und aufkochen lassen.

Tonisiert Yang und Qi, schleimlösend; nicht bei Schleim-Hitze.

45. Spargelcremesuppe

1 Bund weißer Spargel (E), Pfeffer (M), Wasser (W), Salz (W), Prise Zitronenschale (H), Wacholderbeere (F), Butter (E), Reismehl (M), Wasser (W), Petersilie (H), Prise Salbei (F).

Den Spargel schälen und zusammen mit Pfeffer, Wasser, Salz, Zitronenschale und Wacholderbeere bissfest kochen. In einem zweiten Topf die Spargelschalen mit Salzwasser 15 Minuten kochen. Den Spargel abseihen, in mundgesrechte Stücke schneiden und beiseitestellen. Das Abseihwasser zusammen mit dem abgeseihten Wasser der Spargelschalen nochmals aufkochen. Eine Einbrenn aus Butter und Mehl zubereiten, mit Wasser aufgießen und in die Suppe leeren. Die Spargelstücke wieder in die Suppe geben und mit Petersilie und etwas Salbei würzen.

Tonisiert Yin, leitet Nässe aus.

HAUPTSPEISEN

Vegetarische Gerichte

46. Spinatrollen

Frittaten: ½ l Ziegenmilch (F), 25 dag Hirsemehl (E), 2 Eier (E), Salbei (M), Salz (W), Petersilie (H).

Fülle: 4 dag Fett (E), 4 dag Reismehl (M), ½ kg Spinat (E), Pfeffer (M), Muskat (M), Knoblauch (M), Salz (W), Zitronenschale (H).

Zum Überbacken: ¼ l Ziegenmilch (F), 2 Eier (E), Koriander (M), Salz (W), Zitronensaft (H).

Frittaten: Alle Zutaten vermixen und in einer befetteten Pfanne dünne Frittaten backen.

Fülle: In die Einmach aus Fett und Mehl den gedünsteten, pürierten Spinat geben und der Reihe nach würzen. Aufkochen lassen, die Frittaten damit bestreichen und einrollen.

Überbacken: In einer Auflaufform mit Eiermilch übergießen und im Rohr ca. 20 Minuten überbacken.

Tonisiert Blut, Qi, Essenz und Yin, löst Nässe/Feuchtigkeit.

47. Gemüsetopf

4 dag Fett (E), Zwiebel (M), Sojasoße (W), 2 Tomaten (H), Pastinake (F), 25 dag Karotten (E), 15 dag Sellerieknolle (E), 20 dag Wirsing oder Kraut (E), 20 dag Fisolen (E), 20 dag Kartoffeln (E), 1 Karfiol (E), 1 Lauch (M), 1 Liter Wasser (W), Salz (W), Suppenwürze (5E).

Die Zwiebel im Fett anlaufen lassen, etwas Sojasoße dazu geben und das kleingeschnittene Gemüse der Reihe nach in den Topf geben. Mit Wasser aufgießen, mit Salz und Suppenwürze (5E) würzen und das Gemüse weichkochen.

Tonisiert Blut und Qi, reguliert und bewegt Qi, reguliert den Stuhlgang.

48. Gemüse-Pudding

Bechamel: 6 dag Butter (E), 6 dag Hirsemehl (E), 3/16 l Ziegenmilch (F), 1 TL Kuzu (E), Muskat (M), Pfeffer (M), Salz (W), Zitronenschale (H).

¾ kg Gemüse: Karotten (E), Sellerie (E), Kraut (E), Fisolen (E), Erbsen (E), Karfiol (E), Kohlrabi (E), Pfeffer (M), Salz (W), Wasser (W), Petersilie (H), Wacholderbeere (F).

3 Eier (E).

Bechamel: Butter zerlassen, mit Hirsemehl stauben, mit Ziegenmilch aufgießen und würzen. Auskühlen lassen.

Gemüse: Das Gemüse in einen Topf geben, pfeffern und salzen, Wasser, Petersilie und Wacholderbeere dazu. Kurz kochen und abtropfen lassen.

Bechamel, Gemüse, Dotter und Eischnee vermischen und die Masse in der vorgerichteten Puddingform 45 Minuten im Dunst kochen.

Tonisiert Blut, Qi, Yin und Essenz.

49. Überbackenes Gemüse

½ kg Gemüse: Karotten (E), Sellerie (E), Kraut (E), Fisolen (E), Erbsen (E), Karfiol (E), Kohlrabi (E), Pfeffer (M), Salz (W), Wasser (W), Petersilie (H), Wacholderbeere (F).

Bechamel: 6 dag Butter (E), 6 dag Hirsemehl (E), ¼ l Ziegenmilch (F), 1 TL Kuzu (E), Muskat (M), Pfeffer (M), Salz (W), Zitronenschale (H).

Brösel (H), Ziegenkäse (F), Butter (E).

Gemüse: Das Gemüse in einen Topf geben, pfeffern und salzen, Wasser, Petersilie und Wacholderbeere dazu. Kurz kochen und abtropfen lassen.

Bechamel: Butter zerlassen, mit Hirsemehl stauben, mit Ziegenmilch aufgießen und würzen.

Gemüse und Bechamel vermischen und in eine Auflaufform füllen. Mit Brösel, Käse und Butterflocken bedecken und 45 Minuten backen.

Tonisiert Blut, Qi, Yin und Essenz.

50. Gemüsereis

Reis: 5 dag Butter (E), Zwiebel (M), ¼ kg Reis (M).

½ kg Gemüse: Karotten (E), Sellerie (E), Kraut (E), Fisolen (E), Erbsen (E), Karfiol (E), Kohlrabi (E), Pfeffer (M), Salz (W), Wasser (W), Petersilie (H), Wacholderbeere (F).

Die Zwiebel in Butter anlaufen lassen, den Reis darin glasig anrösten, das einmal aufgekochte Gemüse samt Wasser dazu geben und langsam weich dünsten lassen.

Tonisiert Blut und Qi, reguliert den Stuhlgang.

51. Gemüsenudeln

6 dag Butter (E), Zwiebel (M), ½ kg Gemüse: Karotten (E), Sellerie (E), Kraut (E), Fisolen (E), Erbsen (E), Karfiol (E), Kohlrabi (E), Pfeffer (M), Salz (W), Wasser (W), Petersilie (H), Wacholderbeere (F), 30 dag Roggennudeln (F), Parmesan (W).

Die Zwiebel in Butter andünsten, das fein geschnittene Gemüse dazugeben, pfeffern und salzen, mit Wasser aufgießen und mit Petersilie und Wacholderbeere würzen. Das Gemüse weich dünsten und mit den gekochten Nudeln vermengen. Mit Parmesan bestreuen.

Tonisiert Blut und Qi, reguliert und bewegt Qi, löst Nässe/Feuchtigkeit; nicht bei bei Verdauungsschwäche.

52. Mailänder Spaghetti

4 dag Butter (E), Pfeffer (M), Salz (W), 4 Tomaten od. 3 EL Tomatenmark (H), Kurkuma (F), 30 dag Roggenspaghetti (F), Butter (E), Basilikum (M), Parmesan (W).

Butter zerlassen, pfeffern und salzen und die kleingeschnittenen Tomaten darin dünsten lassen. Eine Prise Kurkuma dazugeben. Tomaten passieren und zu den in Butter geschwenkten Nudeln geben. Mit Basilikum und Parmesan bestreuen.

Eliminiert Hitze, löst Nässe/Feuchtigkeit, reguliert und bewegt Qi; nicht bei bei Kälte der Mitte und Verdauungsschwäche.

53. Krautfleckerl

Butterschmalz (E), Zwiebel (M), ½ Krautkopf (E), Kümmel (M),
Salz (W), Petersilie (H), Paprikapulver (F), Dinkelfleckerl (H),
Sauerrahm (H).

Die Zwiebel im Butterschmalz anrösten, das fein geschnittene
Kraut dazu geben, würzen und weich dünsten lassen. Die
gekochten Fleckerl unter das Kraut mengen und mit etwas Rahm
verfeinern.

Reguliert und bewegt Qi, reguliert den Stuhlgang, eliminiert
Hitze, tonisiert Qi, Yin und Blut.

54. Kartoffelpuffer

1 kg Kartoffeln (E), 2 Eier (E), 2 EL Hirsemehl (E), Pfeffer (M),
Muskat (M), Salz (W), 2 EL Sauerrahm (H), Butterschmalz (E) zum
Backen.

Die rohen Kartoffeln schälen, reiben, ausdrücken und mit den
anderen Zutaten vermischen. Die Kartoffelmasse löffelweise in
sehr heißem Fett einlegen und glattstreichen. Die Puffer auf beiden
Seiten knusprig backen und heiß servieren.

Tonisiert Qi

55. Polentanockerl

½ l Wasser (W), Salz (W), Petersilie (H), ¼ l Ziegenmilch (F), 3 dag
Butter (E), Muskat (M), 25-30 dag Polenta (E), 8 dag Butter (E),
Koriander (M), 5 dag Parmesan (W).

Wasser, Salz, Petersilie, Milch, Butter und Muskat zum Kochen
bringen. Polenta einstreuen und unter öfterem rühren 20 Minuten
köcheln lassen. Aus der ausgekühlten Masse Nockerl formen, in
eine befettete Auflaufform legen, mit Butter beträufeln, mit einer
Prise Koriander und mit Käse bestreuen und 15 Minuten im Rohr
überbacken.

Tonisiert Qi, Blut, Yin und Essenz.

56. Reisröllchen

3 dag Butter (E), Zwiebel (M), 25 dag Basmativollkornreis (M), ½ l
Wasser (W), Salz (W), Zitronenschale (H), Wacholderbeere (F), 5
dag Käse (E), 1 Ei (E). Zum Panieren: 1 Ei (E), Pfeffer (M), Salz (W),
Brösel (H), Kurkuma (F).

Die Zwiebel in Butter anrösten, den Reis darin glasig werden
lassen, mit dem Wasser aufgießen und würzen. Den Reis dünsten
und auskühlen lassen. Mit dem geriebenen Käse und dem Ei
vermischen, zu Rollen formen, in Ei und Brösel panieren und im
heißen Butterschmalz gelb backen.

Tonisiert, reguliert und bewegt Qi.

57. Risotto

5 dag Butter (E), Zwiebel (M), 25 dag Vollkornbasmatireis (M),
Wasser (W), Salz (W), Petersilie (H), Wacholderbeere (F),
Fenchelsamen (E), Pfeffer (M), 5 dag Parmesan (W).

Die Zwiebel im Butter anrösten, den Reis darin anglasen, mit
Wasser löschen, würzen und weichdünsten. Zum Schluss den
geriebenen Parmesan daruntermischen.

Tonisiert, reguliert und bewegt Qi.

58. Krautwickler

Kraut: 1 Krautkopf (E).

Fülle: Butter (E), Zwiebel (M), Vollkornbasmatireis (M), Pfeffer
(M), Thymian (M), Wasser (W), Salz (W), Petersilie (H),
Tomatenmark (H), Wacholderbeere (F), Suppenwürze (5E),
Schafskäse (F).

Soße: ½ l Wasser (W), Suppenwürze (5E), 1 Schlagobers (E),
Hirsemehl (E), Koriander (M), Salz (W), Zitronenschale (H), Prise
Paprikapulver (F).

Kraut: Wasser zum Kochen bringen und den Krautkopf darin ca.
30 Minuten dünsten.

Fülle: Für die Fülle die Zwiebel in Butter anrösten, den Reis dazu geben, würzen mit Pfeffer und Thymian und mit Wasser aufgießen. Salz, Petersilie, Tomatenmark, Wacholderbeere und Suppenwürze (5E) dazugeben und dünsten. Wenn der Reis fertig ist den würfelig geschnittenen Schafskäse (Feta) daruntermischen.

Den Krautkopf in die einzelnen Blätter zerteilen und jedes Blatt mit etwas Reis füllen, diese zusammenrollen und in eine Auflaufform geben.

Wassser zum Kochen bringen, mit Suppenwürze (5E) würzen und in die Auflaufform gießen. Die Krautwickler zugedeckt 45 Minuten bei 200 Grad dünsten.

Soße: Den Rahm mit den restlichen Zutaten verrühren und über die Krautwickler gießen. Ohne Deckel weitere 15 Minuten backen.

Bewegt, reguliert und tonisiert Qi, reguliert den Stuhlgang, löst Nässe, eliminiert Hitze.

59. Gemüselasagne

Gemüsesugo: Fett (E), Zwiebel (M), Knoblauch (M), Karotten (E), Fenchel (E), Karfiol (E), Spinat (E), Zucchini (E), Lauch (M), Thymian (M), Koriander (M), Oregano (M), Petersilie (M), Salz (W), Tomaten (H), Kurkuma (F).

Bechamel Soße: 4 dag Butter (E), 4 dag Hirsemehl (E), 1 ¼ l Ziegen- oder Schafmilch (F), Pfeffer (M), Muskat (M), Salz (W), Zitronenschale (H), Kurkuma (F).

Lasagneblätter (H), Käse (E).

Gemüsesugo: Zwiebel in Fett anbraten, Knoblach dazugeben. Das kleingeschnittene Gemüse sowie die Gewürze darin dünsten und zu einem schmackvollen Sugo kochen.

Bechamel Soße: Für die Soße eine Einmach aus Butter und Mehl bereiten und mit Milch aufgießen. Während des aufkochens ständig rühren und anschließend würzen.

Abwechselnd Lasagneblätter, Gemüse und Soße in eine Auflaufform schichten, mit Käse bestreuen und im Rohr ca. 50 Minuten backen.

Tonisiert Qi, Blut, Yin und Essenz, löst Nässe.

60. Kräuteromelette

60g Buchweizenmehl (F), 200ml Ziegen- oder Schafmilch (F), 4 Eier (E), 1 Bund Schnittlauch (M), Pfeffer (M), Frühlingszwiebeln (M), Salz (W), 5 EL Wasser (W), 1 Bund Petersilie (H), 4 EL Oliven (W) und Kapern (W), 4 EL Sauerrahm (H).

Mehl mit Milch und Eier verquirlen und mit Pfeffer, Zwiebel, Salz, Wasser und den kleingeschnittenen Kräutern vermischen. 30 Minuten ausquellen lassen. Die Omelettes mit Butter in einer Pfanne backen. Mit gehackten Oliven und Kapern füllen und mit je 1 EL Sauerrahm servieren.

Tonisiert Qi, Blut, Yin und Essenz, löst Nässe/Schleim.

61. Rosmarin-Nudeln

2 EL Butter (E), 2 EL Olivenöl (E), 2 Knoblauchzehen (M), Pfeffer (M), Salz (W), 400g Tomaten (H), Rosmarin (F), 250g Dinkelnudeln (H) .

Die Knoblauchzehen in Butter und Öl anrösten, Pfeffer und Salz hinzugeben und die kleingeschnittenen Tomaten darunter rühren. Rosmarin dazugeben und 10 Minuten dünsten lassen. Nudeln kochen und mit der Soße vermischen.

Tonisiert Qi, Yin und Blut, eliminiert Hitze; nicht bei bei Kälte der Mitte.

62. Ratatouille

Olivenöl (E), Zwiebel (M), Knoblauch (M), Melanzani (E), Zucchini (E), rote und gelbe Paprika (E), Oregano (M), Pfeffer (M), Salz (W), Tomaten (H), Rosmarin (F).

Zwiebel und Knoblauch in Olivenöl anbraten. Würfelig geschnittene Melanzani, Zucchini und Paprika mitbraten und mit Oregano, Pfeffer und Salz würzen. Die Tomatenwürfel hinzugeben und mit Rosmarin würzen. Zugedeckt ca. 20 Minuten schmoren.

Tonisiert Qi, löst Schleim, eliminiert Hitze, bewegt Blut, tonisiert Qi.

63. Französisches Gemüse-Cassoulet

Bohnen: 300g Mungbohnen (W), Wasser (W), Zitronensaft (H), Wacholderbeere (F), Fenchelsamen (E), ½ Zwiebel (M), Nelken (M), Lorbeerblatt (M),

Gemüse: Öl (E), 1 Zwiebel (M), 2 Knoblauchzehen (M), 2 Porreestangen (M), 400g Karotten (E), 100g Champignons (E), Pfeffer (M), 450ml Kochflüssigkeit (W), Salz (W), 400g Tomaten (H), Prise Kurkuma (F), 75g Brotkrumen (H).

Bohnen: über Nacht einweichen und abtropfen lassen. Anschließend mit Wasser, Zitronensaft, Wacholderbeere, Fenchelsamen, Zwiebel, Nelken und Lorbeerblatt 1 Stunde köcheln lassen. Die Gewürze herausnehmen, die Bohnen abseihen und das Abseihwasser auffangen.

Gemüse: Im Öl die Zwiebel, Knoblauch und Porree 5 Minuten anbraten. Kleingeschnittene Karotten, Champignons und Pfeffer dazu geben und mit der Kochflüssigkeit der Bohnen aufgießen. Salzen, die klein geschnittene Tomaten hinein geben, mit Kurkuma würzen und 15 Minuten köcheln lassen.

Gemüse mit Bohnen vermischen und mit den Brotkrumen bedecken. Bei 180 Grad 40-45 Minuten ohne Deckel backen.

Tonisiert Qi und Blut, eliminiert Hitze, trocknet Nässe, leitet Toxine aus; nicht bei Nieren Yang Mangel, Milz und Magen Kälte.

64. Gemüse-Chili

Öl (E), 1 Zwiebel (M), 3 Knoblauchzehen (M), 2 rote Paprika (E), Chili (M), Kreuzkümmel (M), Oregano (M), Pfeffer (M), Salz (W), 800g Tomaten (H), 1 Aubergine (E), 2 Zucchini (E), Koriander (M), 400g Kidneybohnen (W), 450ml Wasser (W), 1 EL Tomatenmark (H), 100g Schafskäse (F).

Zwiebel und Knoblauch in Öl anbraten. Gewürfelter Paprika, Chili, Kreuzkümmel, Oregano, Pfeffer, Salz und gewürfelte Tomaten dazu und 15 Minuten köcheln lassen. Aubergine und Zucchini würfelig schneiden und mit Koriander, Bohnen, Wasser und Tomatenmark in die Pfanne geben. 20 Minuten köcheln lassen bis das Gemüse weich ist. Mit Schafskäse bestreuen.

Eliminiert Hitze, tonisiert Qi, Blut und Yin, löst Nässe/Feuchtigkeit, bewegt Blut; nicht bei bei Kälte der Mitte.

65. Italienischer Gemüseeintopf

120 ml Olivenöl (E), 1 kleiner Kürbis (E), 1 Aubergine (E), ½ Sellerieknolle (E), 1 Karotte (E), 1 Zucchini (E), 2 rote Paprika (E), 1 Fenchelknolle (E), 150g Mangold (E), ½ TL Fenchelsamen (E), 4 Knoblauchzehen (M), 1 Zwiebel (M), 2 Porreestangen (M), 2 Lorbeerblätter (M), ½ TL Chilipulver (M), Pfeffer (M), Thymian (M), Basilikum (M), Oregano (M), 225ml Wasser (W), Suppenwürze (5E), Salz (W), 2 Tomaten (H), Rosmarin (F), Schafskäse (F) zum Bestreuen.

Das Gemüse klein schneiden, alle Zutaten der Reihe nach in einen Topf geben und 30 Minuten köcheln lassen, bis das Gemüse gar ist. Mit etwas Schafskäse bestreuen.

Tonisiert Qi und Blut, eliminiert Hitze, reguliert und bewegt Qi.

66. Gemüsebolognese

Öl (E), Knoblauch (M), 1 Zwiebel (M), 50g Sellerie (E), 50g Paprika
(E), 3 Karotten (E), 50g Zucchini (E), 50g Porree (M), 80g
Champignons (E), Thymian (M), ganz wenig Wasser (W), 400g
Tomaten (H), 4 EL Rotwein (F), 1 TL Rohrohrzucker (E), Pfeffer
(M), Salz (W), 4 EL Linsen (W), 2 TL Zitronensaft (H), frisches
Basilikum (F), Dinkelspaghetti (H) oder Roggenspaghetti (F).

Knoblauch und Zwiebel in Öl erhitzen, das fein gehackte Gemüse
(Sellerie, Paprika, Karotten, Zucchini und Porree) hineingeben und
10 Minuten kochen, bis keine Flüssigkeit mehr vorhanden ist.
Würfelig geschnittene Champignons, Thymian, Wasser, gehackte
Tomaten und Rotwein zum Gemüse geben und kochen, bis sich
die Menge halbiert hat. Mit Rohrohrzucker, Pfeffer und Salz
würzen und die gekochten Linsen, Zitronensaft und Basilikum
einrühren. Mit Spaghetti servieren.

Tonisiert Qi, Blut, Yang und Yin, löst Schleim, reguliert und
bewegt Qi.

Süßspeisen

67. Kaiserschmarren

24 dag Hirsemehl (E), 4 Dotter (E), 4 Eiklar (E), 1 Prise Kardamom (M), Salz (W), ger. Zitronenschale (H), 3/8 l Ziegenmilch (F), Butter zum Backen.

Aus Mehl, Dotter, Kardamom, Salz, Zitronenschale und Milch einen glatten Teig zubereiten und den Eischnee darunter mengen. Den Teig fingerdick in etwas heißes Fett eingießen, goldgelb backen, umdrehen und mit 2 Gabeln in große Flocken reißen. Kompotte als Beigabe.

Tonisiert Qi, Yin, Blut, Essenz, löst Nässe/Feuchtigkeit.

68. Apfel- oder Kirschenschmarren

Zutaten und Zubereitung wie beim Kaiserschmarren, nur dass man fein geschnittene Äpfel (E) (20 - 30 dag) oder Kirschen (E) unter den Teig mengt.

69. Omelette

(für 1 Omelette) 2 EL Hirsemehl (E), 1 Dotter (E), 1 Eiklar (E), 1 Prise Kardamom (M), Salz (W), ger. Zitronenschale (H), 4-5 EL Ziegenmilch (F).

Aus allen Zutaten einen Teig herstellen, Eischnee darunter rühren, in heißes Fett eingießen und beidseitig goldgelb backen. Mit Marmelade bestreichen und einmal zusammenschlagen.

Tonisiert Essenz, Yin, Blut und Qi, löst Nässe/Feuchtigkeit.

70. Palatschinken

¼ l Ziegenmilch (F), 12 dag Hirsemehl (E), 1 Ei (E), Salbei (M), Salz (W), Zitronenschale (H).

Aus allen Zutaten einen Teig herstellen, in einer Pfanne Palatschinken backen und mit Marmelade bestreichen.

Tonisiert Qi, Blut, Yin und Essenz, löst Nässe/Feuchtigkeit.

71. Grießschnitten

½ Liter Ziegenmilch (F), 3 dag Butter (E), 1 EL Rohrohzucker (E), 1 Prise Piment (M), Salz (W), 20 dag Dinkelgrieß (H); 1 Ei (E), Brösel (H), Butterschmalz (E), Zimtzucker (E).

Butter und Rohrohrzucker in die kochende Milch geben, mit einer Prise Piment und Salz würzen und den Grieß einlaufen lassen. Unter ständigem rühren dick einkochen lassen. Aus dieser Masse auf einem nassen Brett eine Rolle formen, auskühlen lassen und in Schnitten schneiden. Diese in Ei und Brösel drehen, auf beiden Seiten goldgelb backen und mit Zimtzucker bestreuen.

Tonisiert Qi, Blut, Yin und Essenz.

72. Grießkoch

1 Liter Ziegenmilch (F), 4 dag Hirsemehl (E), 3 dag Butter (E), 1 Prise Muskat (M), 1 Prise Salz (W), 4 dag Dinkelgrieß (H).

Etwas von der kalten Milch mit dem Mehl verrühren und in die siedende Milch einkochen, Butter, Muskat und Salz dazu und den Grieß einlaufen lassen. Nach Belieben süßen.

Tonisiert Qi, Blut, Yin und Essenz, löst Nässe/Schleim.

73. Milchreis

1 Liter Ziegenmilch (F), 1 TL Butter (E), 12-15 dag Reis (M), Salz (W), Zitronenschale (H), 1 Prise Kakao (F), Zimt (E), Rohrohzucker (E) oder Honig (E).

In der Milch den Reis mit Butter, Salz und Zitronenschale langsam weichkochen und mit Kakao und Zimt würzen. Nach belieben mit Rohrohrzucker oder Honig süßen.

Tonisiert Qi, Blut, Yin und Essenz, löst Nässe.

74. Reisauflauf

½ l Ziegenmilch (F), 1 TL Butter (E), 12 dag Reis (M), Salz (W), Zitronenschale (H); 4 dag Butter (E), 4 dag Rohrohrzucker (E), 2-3 Eier (E), Äpfel (E).

In der Milch den Reis mit Butter, Salz und Zitronenschale weichkochen und überkühlen lassen. Einen Abtrieb aus Butter, Rohrohrzucker und Dottern machen und Schnee schlagen. Die Äpfel fein blättrig schneiden. Reis, Abtrieb und Schnee gut vermischen, in eine Auflaufform geben und die Äpfel einschichten. Ca ½ Stunde im Rohr überbacken.

Tonisiert Qi, Blut, Yin und Essenz, löst Nässe.

75. Mannheimer Äpfel

4 Äpfel (E), Zimtrinde (E), Nelken (M), ganz wenig Wasser (W), Zitronensaft (H), 1 Prise Kakao (F); 4 dag Butter (E), 3 Eier (E), 3 dag Rohrohrzucker (E), 4 dag Mandeln (E), Vanillezucker (E).

Die Äpfel schälen, halbieren und mit Zimt, Nelken, einem Spritzer Wasser, Zitronensaft und Kakao halbweich dünsten. Einen Abtrieb aus Butter, Dotter, Rohrohrzucker und Vanillezucker machen. Schnee schlagen und mit den Mandeln unter den Abtrieb mengen. Die abgetropften Äpfel in eine befettete Auflaufform legen, mit der Masse überdecken und im Rohr langsam backen.

Tonisiert Yin, Löst Nässe/Feuchtigkeit.

76. Polsterzipfel

30 dag Hirsemehl (E), 1 Ei (E), 3 dag Butter (E), 1 TL Rum (M), Salz (W), Prise Zitronenschale (H), 1/8 l Ziegenmilch (F), Butterschmalz (E) zum Backen.

Auf einem Brett einen weichen, glatten Teig zubereiten und 30 min rasten lassen. Den Teig messerrückendick auswalken und Drei- oder Vierecke ausradeln. Im heißen Butterschmalz goldgelb backen und mit Staubzucker bestreuen.

Tonisiert Qi, Blut, Yin und Essenz.

77. Buchteln

Einfacher Germteig: 20 dag Hirsemehl (E), 2 dag Butter (E), 2 dag Rohrohrzucker (E), 1 Ei (E), 1 Prise Ingwer (M), Salz (W), Prise Zitronenschale (H), 1/8 l Ziegenmilch (F), ½ Pck. Trockengerm, Fett zum Bestreichen, Marmelade zum Füllen.

Mehl, zerlassene Butter, Rohrohrzucker, Ei, Ingwer, Salz, Zitronenschale und lauwarme Milch mit dem Germ vermengen und gut durcharbeiten. An einem warmen Ort aufgehen lassen, bis er doppelt so hoch ist. Mit einem bemehlten Löffel gleichmäßige Stücke ausstechen, mit Marmelade befüllen, formen, befetten und dicht nebeneinander in eine gut befettete feuerfeste Form einlegen. Nochmal aufgehen lassen und im Rohr goldgelb backen.

Tonisiert Qi, Blut, Yin und Essenz.

78. Gebackene Mäuse

Einfacher Germteig: 20 dag Hirsemehl (E), 2 dag Butter (E), 2 dag Rohrohrzucker (E), 1 Ei (E), 1 Prise Ingwer (M), Salz (W), Prise Zitronenschale (H), 1/8 l Ziegenmilch (F), ½ Pck. Trockengerm, 3 dag Rosinen (E), Butterschmalz (E).

Mehl, zerlassene Butter, Rohrohrzucker, Ei, Ingwer, Salz, Zitronenschale und lauwarme Milch mit dem Germ vermengen und gut durcharbeiten. Mit den Rosinen vermengen. An einem warmen Ort aufgehen lassen, bis er doppelt so hoch ist. Mit einem Löffel (den man in heißes Fett getaucht hat) Nocken ausstechen, im Butterschmalz schön braun backen und mit Staubzucker bestreuen.

Tonisiert Qi, Blut, Yin und Essenz.

79. Apfelküchle

Backteig: 12 dag Hirsemehl (E), 2 Eier (E), Prise Kardamom (M), Salz (W), Prise Zitronenschale (H), 1/8 l Ziegenmilch.

Äpfel (E), Butterschmalz (E).

Für den Teig alle Zutaten der Reihe nach vermengen. Die Äpfel in Scheiben teilen, in den Backteig tauchen und in heißem Butterschmalz backen. Ev. mit Staubzucker und Zimt bestreuen.

Tonisiert Qi, Blut, Yin und Essenz, eliminiert Hitze.

80. Germknödel

Einfacher Germteig: 40 dag Hirsemehl (E), 4 dag Butter (E), 4 dag Rohrohrzucker (E), 1 Ei (E), 1 Prise Ingwer (M), Salz (W), Prise Zitronenschale (H), ¼ l Ziegenmilch (F), 1 Pck. Trockengerm; Powidl (Zwetschkenmarmelade)(E), Butter (E), Rohrohzucker (E), Mohn.

Mehl, zerlassene Butter, Rohrohrzucker, Ei, Ingwer, Salz, Zitronenschale und lauwarme Milch mit dem Germ vermengen und gut durcharbeiten. An einem warmen Ort aufgehen lassen, bis er doppelt so hoch ist. Mit einem in Mehl getauchten Löffel Stücke herausstechen, mit den bemehlten Händen auseinanderdrücken, füllen und Knödel formen. Nochmals gehen lassen. Partienweise im siedenden Salzwasser zugedeckt 3 Minuten auf einer Seite kochen, dann 4 Minuten offen auf der anderen Seite. Mit heißer Butter übergießen und mit Mohn und Zucker bestreuen.

Tonisiert Qi, Blut, Yin und Essenz.

BEILAGEN

81. Spätzle

30 dag Dinkelmehl (H), Kurkuma (F), 1 Ei (E), Pfeffer (M), ¼ Liter Wasser (W), Salz (W).

Alle Zutaten der Reihe nach in eine Schüssel geben und rasch vermengen. Die Masse in durch ein Spätzlesieb in kochendes Salzwasser drücken. Wenn sie schwimmen, mit einem Siebschöpfer herausnehmen. In heißer Butter schwenken.

Tonisiert Qi, Blut und Yin.

82. Nudeln

30 dag Dinkelmehl (H), Kukuma (F), 1 Ei (E), Muskat (M), 1/16 Liter Wasser (W).

Alle Zutaten zu einem glatten Teig verkneten. Kleine Laibchen formen, dünne Blätter auswalken, in Streifen schneiden und trocknen lassen. In Salzwasser kochen und kurz abschrecken.

Tonisiert Qi, Blut und Yin.

83. Reis

4 dag Butter (E), 25 dag Vollkornbasmatireis (M), ½ Liter Wasser (W), Zitronenschale (H), Wacholderbeere (F), Safran (E), ½ Zwiebel (M), 1 Nelke (M).

Den Reis in Butter glasig werden lassen, mit Wasser aufgießen, alle restlichen Zutaten dazu geben und kochen. Nicht umrühren!

Tonisiert Qi, löst Nässe/Feuchtigkeit, reguliert und bewegt Qi.

84. Risipisi

4 dag Butter (E), 25 dag Vollkornbasmatireis (M), ½ Liter Wasser (W), Zitronenschale (H), Wacholderbeere (F), 5 dag Erbsen (E), ½ Zwiebel (M), 1 Nelke (M).

Den Reis in Butter glasig werden lassen, mit Wasser aufgießen, alle restlichen Zutaten dazu geben und kochen lassen.

Tonisiert Qi, löst Nässe/Feuchtigkeit, reguliert und bewegt Qi.

85. Polenta

1 Liter Wasser (W), Petersilie (H), Kurkuma (F), Butter (E), 35-40 dag Polenta (E), Koriander (M), Salz (W).

Wasser zum Kochen bringen, Petersilie, Kurkuma und Butter hineingeben. Den Polentagrieß einlaufen lassen, mit Koriander und Salz würzen. Den Grieß so lange rühren, bis er sich von Gefäß und Löffel löst. Die Masse auf einem nassen Brett zu einer Rolle formen und in Schnitten schneiden.

Tonisiert Qi, stärkt die Mitte.

86. Salzkartoffeln

1 kg Kartoffeln (E), Kümmel (M), Wasser (W), Salz (W), Petersilie (H), Kurkuma (F).

Die geschälten, geviertelten Kartoffeln werden mit den restlichen Zutaten weich gekocht.

Tonisiert Qi

87. Kartoffelpüree

1 ¼ kg Kartoffeln (E), ¼ Liter Ziegenmilch (F), 3 dag Butter (E), Muskat (M), Salz (W), Petersilie (H), Kurkuma (F).

Die gekochten und geschälten Kartoffeln passieren. Die Milch mit der Butter heiß machen, unter die Kartoffeln rühren und würzen.

Tonisiert Qi, Blut, Yin und Essenz

88. Karottenpüree

700g Karotten (E), 500g Kartoffeln (E), ¼ Liter Ziegenmilch (F), 3 dag Butter (E), Muskat (M), Salz (W), Petersilie (H), Kurkuma (F)

Die Karotten dünsten, die Kartoffeln kochen und beides passieren. Die Milch mit der Butter heiß machen, unter das Gemüse rühren und würzen.

Tonisiert Blut, Yin, Qi und Essenz.

89. Röstkartoffeln

6 dag Fett (E), Zwiebel (M), 1 ¼ kg Kartoffeln (E), Kümmel (M), Salz (W), Petersilie (H), Kurkuma (F).

Die Zwiebel in Fett gelb werden lassen, die gekochten und blättrig geschnittenen Kartoffeln darin anrösten und würzen.

Tonisiert Qi

90. Kartoffelschmarren

¾ kg Kartoffeln (E), 18 dag Reismehl (M), Salz (W), Petersilie (H), Kurkuma (F).

Die gekochten Kartoffeln passieren, mit dem Mehl leicht vermischen (bröselig), würzen und in heißem Fett rösten.

Tonisiert Qi

91. Kartoffelrolle

1 kg mehlige Kartoffeln (E), 3 dag Butter (E), 1 Ei (E), 25 dag Reismehl (M), Muskat (M), Salz (W), Petersilie (H), Kurkuma (F), 10 dag Butter (E), 12 dag Brösel (H).

Kartoffeln kochen, passieren und mit Butter, Ei, Mehl, Muskat, Salz, Petersilie und Kurkuma rasch zu einem Teig verarbeiten. Den Teig zu einem Rechteck auswalken, mit den in Butter gerösteten Brösel bestreuen, einrollen, in ein befettetes Tuch einbinden und in Salzwasser 20 Minuten kochen. Die Rolle in Scheiben geschnitten anrichten.

Tonisiert Qi, Yin und Blut

92. Grießknödel

½ Liter Ziegenmilch (F), 4 dag Butter (E), Koriander (M), Salz (W), Dinkelgrieß (H), Kurkuma (F), 1 Ei (E), Zwiebel (M), Spritzer Wasser (W), Petersilie (H), 2-3 Roggenbrote (F).

Die Butter in die kochende Milch geben, mit Koriander und Salz würzen und den Grieß einlaufen lassen. In die überkühlte Masse Kurkuma, Ei, angebratene Zwiebel, ein paar Spritzer kaltes Wasser, Petersilie und die würfelig geschnittenen und angebratenen Brote geben. Ca 10 Minuten ziehen lassen, anschließend Knödel formen und 10 Minuten im kochenden Salzwasser ziehen lassen.

Tonisiert Qi, Blut, Yin und Essenz, löst Nässe/Feuchtigkeit, reguliert und bewegt Qi.

Soßen

93. Zwiebelsoße

4 dag Butterschmalz (E), 2 dag Rohrohzucker (E), 1 Zwiebel (M), 2 dag Reismehl (M), Wasser (W), Salz (W), Essig (H).

Den Rohrohrzucker im Butterschmalz gelb werden lassen, die geschnittenen Zwiebel dazugeben, stauben und mit Wasser aufgießen. Etwas kochen lassen, dann die Soße pürieren. Mit Salz und Essig würzen und noch mal aufkochen lassen.

Tonisiert Qi, eliminiert Wind-Kälte, löst Schleim; nicht bei bei Yin Mangel, starkem Schwitzen, Fieber.

94. Gurkensoße

4 dag Butter (E), 2 Gurken (E), 3 dag Reismehl (M), Wasser (W), 1 EL Essig (H), Ziegenmilch (F), 1 EL Rahm (E), Dill (M), Pfeffer (M), Salz (W).

Die Gurken schälen, blättrig schneiden und in heißer Butter weichdünsten. Stauben und mit Wasser aufgießen. Einmal aufkochen lassen und mit den restlichen Zutaten der Reihe nach würzen.

Eliminiert Hitze. NICHT BEI bei Kälte der Mitte und Durchfall.

95. Senfsoße

3 dag Butter (E), 3 dag Hirsemehl (E), Pfeffer (M), Wasser (W), Salz (W), Zitronensaft (H), Paprikapulver (F), 1 EL Rahm (E), 2 - 3 EL Senf (M).

Mehl in Butter anbraten, etwas pfeffern und mit Wasser löschen. Alle restlichen Zutaten der Reihe nach dazugeben und kurz kochen lassen.

Tonisiert Qi.

96. Tomatensoße

Butter (E), Reismehl (M), Wasser (W), ½ kg Tomaten (H), Salbei (F), Rohrohzucker (E), Pfeffer (M), Salz (W), Essig (H).

In Butter die geviertelten Tomaten weich dünsten und passieren. Aus Butter und Mehl eine lichte Einmach machen, mit Wasser aufgießen und die Tomaten hinein geben. Mit Salbei, Rohrohrzucker, Pfeffer, Salz und Essig würzen. Kochen lassen.

Eliminiert Hitze; nicht bei bei Kälte der Mitte.

97. Kräutersoße

2 dag Butter (E), 2 dag Reismehl (M), Wasser (W), Sauerrahm (H), Wacholderbeere (F), 1 Dotter (E), Schnittlauch (M), Dill (M), Thymian (M), Oregano (M), Majoran (M), Liebstöckel (M), Salz (W), Petersilie (H).

Aus Butter und Mehl eine lichte Einmach machen, mit Wasser aufgießen und gut verkochen. Sauerrahm, Wacholderbeere und Dotter dazugeben, noch mal aufkochen lassen und zum Schluss die Kräuter und Salz dazu (nicht mehr kochen lassen).

Tonisiert Yin und Qi

98. Schwammerlsoße

3 dag Butter (E), 20 dag Champignon (E), Zwiebel (M), Butter (E), Reismehl (M), Wasser (W), Salz (W), Petersilie (H), Zitronensaft (H), Kurkuma (F), 1 EL Rahm (E), Pfeffer (M).

In Butter die geschnittenen Champignon und Zwiebel weichdünsten. Eine lichte Einmach mit Wasser aufgießen, nach dem aufkochen würzen und die Schwammerl dazugeben.

Löst Nässe/Feuchtigkeit, eliminiert Hitze, leitet Toxine aus.

99. Apfelkren

30 dag Äpfel (E), 1 EL Kren (M), Prise Salz (W), 2 EL Essig (H), Prise Kurkuma (F).

Die Äpfel dünsten lassen und passieren. Die restlichen Zutaten der Reihe nach dazu und vermischen.

Tonisiert Yin, löst Nässe/Feuchtigkeit, eliminiert Hitze, vertreibt Wind-Hitze und Schleim-Hitze; nicht bei bei Kälte.

100. Melonensauce

2 EL Butter (E), ½ Zuckermelone (E), Pfeffer (M), Chili (M), ½ Liter Wasser (W), Suppenwürze (5E), Salz (W), Schuss Weißwein (H), Prise Kurkuma (F), Kuzu oder Pfeilwurzelmehl (E).

Die würfelig geschnittene Melone in Butter kurz dünsten. Mit den restlichen Zutaten fertigdünsten und mit Kuzu oder Pfeilwurzelmehl eindicken.

Eliminiert Hitze; nicht bei bei Kälte der Mitte, Durchfall.

Gemüse als Beilage

101. Rotkraut

2 dag Butterschmalz (E), 2 dag Rohrohrzucker (E), Zwiebel (M), ¾ kg Rotkraut (E), 1 Apfel (E), Kümmel (M), Salz (W), Essig (H), Rotwein (F), Hirsemehl (E), Muskat (M), ¼ Liter Wasser.

Den Rohrohrzucker im Butterschmalz goldgelb anbräunen, die feingeschnittenen Zwiebel und das nudelig geschnittene Rotkraut dazu geben. Einen geriebenen Apfel hinein und mit Kümmel, Salz, Essig und Rotwein würzen. Halbweich dünsten, mit Hirsemehl stauben, mit Muskat etwas würzen, mit dem Wasser aufgießen und fertigdünsten.

Tonisiert Qi.

102. Gedünstetes Kraut

Wird wie Rotkraut zubereitet nur ohne dem Apfel.

103. Karottengemüse

1 EL Butter (E), 1 TL Rohrohrzucker (E), ½ kg Karotten (E), Pfeffer (M), Salz (W), 1 EL Dinkelmehl (H), Wasser (W), Petersilie (H), 1 EL Essig (H), Zitronensaft (H), Kurkuma (F).

Den Rohrohrzucker in Butter etwas gelb werden lassen, die nudelig geschnittenen Karotten dazugeben und mit Pfeffer und Salz würzen. Die Karotten halbweich dünsten. Mit Mehl stauben, aufgießen und mit Petersilie, Essig, Zitronensaft und Kurkuma würzen. Das Gemüse fertig dünsten.

Tonisiert Qi und Blut.

104. Gedünstete Kohlrabi

Wie Karotten zubereiten, nur ohne Rohrohrzucker und Zitronensaft. Junge Herzblättchen fein schneiden und mitdünsten.

Reguliert und bewegt Qi.

105. Erbsen mit Karotten

Erbsen (E), Karotten (E), Butter (E), Muskat (M), Wasser (W), Salz (W), Petersilie (H), Salbei (F).

Erbsen und Karotten mit den restlichen Zutaten weichdünsten.

Tonisiert Qi und Blut, reguliert und bewegt Qi.

106. Gedünsteter Porree

3 EL Öl (E), 2 große Stangen Lauch (M), 1 EL Reismehl (M), 1/8 Liter Wasser (W), Salz (W), 1 EL Sauerrahm (H), Kurkuma (F).

Den geschnittenen Lauch in Öl halbweich dünsten, stauben, aufgießen und würzen. Fertig kochen.

Tonisiert Yang, reguliert und bewegt Qi, löst Schleim; nicht bei bei Hitze, Yin Mangel.

107. Spinat

2 dag Fett (E), 2 dag Reismehl (M), Wasser (W), ½ kg Spinat (E), Pfeffer (M), Muskat (M), Knoblauch (M), Salz (W), Zitronenschale (H), ev. Sauerrahm (H).

Den Spinat fein wiegen und in die fertige Einmach geben. Würzen und aufkochen lassen. Ev. mit Sauerrahm verbessern.

Tonisiert Blut und Yin.

108. Rahmkartoffeln

Butter (E), Reismehl (M), Wasser (W), Salz (W), Petersilie (H), Paprikapulver (F), Rahm (E), ¾ kg Kartoffeln (E).

Aus Butter, Mehl und Wasser eine lichte Einmach machen, würzen und blättrig geschnittene Kartoffeln darin kochen.

Tonisiert Qi

109. Eingebrannte Bohnen oder Linsen

20 dag eingeweichte Bohnen oder Linsen (W), Butter (E), Reismehl (M), Wasser (W), Essig (H), Bohnenkraut (F), Fenchelsamen (E), Lorbeerblatt (M), Thymian (M), Salz (W).

Die am Vortag eingeweichten Bohnen oder Linsen weichkochen. Eine Einbrenn aus Butter, Mehl und Wasser zubereiten und der Reihe nach würzen. Die Bohnen zu der Soße geben.

Tonisiert Blut, Qi und Essenz.

110. Gebackenes Gemüse

Gemüse (Kohlrabi, Sellerie, Karfiol usw.) (E), Butterschmalz (E).

Backteig: 12 dag Hirsemehl (E), 1 Ei (E), Thymian (M), Salz (W), Petersilie (H), 1/8 Liter Ziegenmilch (F).

Das Gemüse in 1 cm Scheiben schneiden bzw. in Röschen teilen und in Salzwasser halbweich kochen. In den Backteig eintauchen und in Butterschmalz backen.

Tonisiert Qi.

111. Gegrillte Tomaten

Tomaten (H), Salbei (F), Butterflocken (E), Pfeffer (M), Salz (W).

Die Tomaten kreuzweise einschneiden und die Haut etwas zurückziehen. Mit Salbei, Butterflocken, Pfeffer und Salz bestreuen und 8 - 10 Minuten grillen.

Eliminiert Hitze.

112.   Zucchini gedünstet

3 dag Fett (E), 1 Zwiebel (M), ¾ kg Zucchini (E), Pfeffer (M), Salz (W), 2 Tomaten (H), Kurkuma (F), 5 EL Rahm (E), 1 EL Hirsemehl (E), Dill (M), Wasser (W), Petersilie (H), Zitronensaft (H).

Zwiebel und kleingeschnittenen Zucchini in Fett dünsten, mit Pfeffer und Salz würzen, würfelig geschnittene Tomaten dazu geben und mit Kurkuma würzen. Den Rahm mit dem Mehl anrühren und mit den restlichen Zutaten zum Gemüse geben.

Eliminiert Hitze, tonisiert Qi.

113.   Pilzgulasch

6 dag Butter (E), Zwiebel (M), ½ kg Steinpilze (W), Essig (H), Paprikapulver (F), 3 EL Rahm (E), 1 TL Reismehl (M), Salz (W).

Die Zwiebel in Butter goldgelb rösten und die geschnittenen Pilze dazugeben. Mit Essig und Paprikapulver würzen und rasch weichdünsten. Den mit Mehl und Salz vermischten Rahm darunter rühren und einmal aufkochen lassen.

Löst Nässe/Feuchtigkeit und Schleim.

Salate

114.   Marinade Essig/Öl 1

4 EL Olivenöl (E), Schnittlauch (M), Salz (W), Wasser (W), Essig oder Zitronensaft (H), Basilikum (F).

Alle Zutaten gut verrühren und auf den Salat geben.

Tonisiert Yin und Blut, löst Nässe und Schleim, bewegt Blut.

115.   Marinade Essig/Öl 2

Olivenöl (E) oder Kürbiskernöl (E), Pfeffer (M), Salz (W), Wasser (W), Apfelessig (H), Rosenpaprika (F), Rohrohrzucker (E).

Alle Zutaten der Reihe nach mit dem Salat gut vermischen.

Tonisiert Yin und Blut, löst Nässe und Schleim, bewegt Blut.

116.   Mayonnaise

1 Dotter (E), 1/8 Liter Öl (E), Pfeffer (M), Salz (W), Essig oder Zitronensaft (H), 1 Prise Kurkuma (F).

Das Öl tropfenweise in den Dotter einrühren und mit den restlichen Zutaten würzen.

Tonisiert Yin und Blut.

117.   Krautsalat kalt

½ Krautkopf (E), 2-3 EL Öl (E), Kümmel (M), Salz (W), 1/8 Liter Essig (H), 1 Prise Kurkuma (F).

Das fein nudelig geschnittene Kraut mit kochendem Wasser übergießen, kurz stehen lassen, abgießen und mit den restlichen Zutaten abschmecken.

Reguliert und bewegt Qi, reguliert den Stuhlgang, eliminiert Hitze.

118. Krautsalat warm

½ Krautkopf (E), Kümmel (M), Salz (W), Wasser (W), Essig (H), 1 Prise Kurkuma (F).

Das fein nudelig geschnittene Kraut mit den restlichen Zutaten zum Kochen bringen und zugedeckt ziehen lassen.

Reguliert und bewegt Qi, reguliert den Stuhlgang, eliminert Hitze.

119. Karottensalat

Karotten (E), Sesamöl (E), Koriander (M), Salz (W), Petersilie (H), Essig oder Zitronensaft (H), 1 Prise Kurkuma (F).

Die Karotten dünsten und blättrig schneiden oder roh reiben und mit den restlichen Zutaten gut vermischen.

Tonisiert Qi, Blut und Yin.

120. Reissalat

2 Tassen Vollkornbasmatireis (E), Koriander (M), Salz (W), Wasser (W), Petersilie (H), Wacholderbeere (F), 2 Paprika (E), 1 Apfel (E), ½ Zwiebel (M), Schnittlauch (M), Salz (W), Petersilie (H), 3 Essiggurken (H).

Soße: 5 EL Obers (E), 3 EL Sesamöl (E), 1 Prise Rohrohrzucker (E), Pfeffer (M), 4 EL Wasser (W), Salz (W), 2 EL Zitronensaft (H), Curry.

Der Reis mit Koriander, Salz, Wasser, Petersilie und Wacholderbeere kochen, überspülen und gut abtropfen lassen. Den Paprika, den Apfel und die Zwiebel klein schneiden und zum Reis geben. Schnittlauch, Salz, Petersilie und kleingeschnittete Essiggurken dazu geben. Mit der Soße vermischen und den Salat etwas ziehen lassen.

Tonisiert Qi, löst Nässe/Feuchtigkeit, reguliert und bewegt Qi.

121. Fisolensalat

500g Fisolen (E), Kümmel (M), Wasser (W), Salz (W), Schuss Essig (H), Wacholderbeere (F); Zwiebel (M), Salz (W), Essig (H), Schafskäse (F), Öl (E), Mais (E), Paprika (E), Pfeffer (M).

Die Fisolen mit Kümmel, Wasser, Salz, Essig und Wacholderbeere bissfest garen und mit kaltem Wasser abschrecken.

Zwiebel, Mais, Paprika und den Schafskäse klein schneiden und zu den Fisolen geben. Mit dem Dressing abschmecken.

Tonisiert Qi, bewegt Blut.

122. Karfiolsalat

400g Karfiol (E), Pfeffer (M), Wasser (W), Salz (W), Petersilie (H), Wacholderbeere (F), 1 Ei (E), 50g Schinken (W).

Marinade: 2 EL Apfelessig (H), Prise Paprikapulver (F), 1 EL Öl (E), Pfeffer (M), Muskat (M), Schnittlauch (M), Salz (W).

Karfiol in Röschen zerteilen und mit Pfeffer, Wasser, Salz, Petersilie und Wacholderbeere ca. 12 Minuten dünsten. Das Ei hart kochen (ca. 10 Minuten) und klein schneiden. Die Marinade verrühren und zusammen mit dem kleingeschnittenen Schinken unter den Salat mischen.

Eliminiert Hitze; nicht bei bei Milz Qi Mangel und Blähungen.

123. Kartoffel-Kürbissalat

500g Kartoffeln (E), 150g Kürbis (E), 1 Zwiebel (M), Pfeffer (M), Salz (W), 50ml Gemüsesuppe (W), Essig (H), Petersilie (H), Prise Paprikapulver (F), Öl (E).

Die Kartoffeln garkochen, schälen und ausgekühlt in Scheiben schneiden. Den Kürbis würfeln und bissfest garen. Geschnittene Zwiebel, Pfeffer, Salz, Gemüsesuppe, Essig, Petersilie, Paprikapulver und Öl zum Gemüse geben und 1 Stunde ziehen lassen.

Tonisiert Qi und Blut

124.　Kräutersalat

Butter (E), Champignons (E), Zwiebel (M), Salz (W), Zitronensaft (H), Prise Orangenschale (F), Endiviensalat (F), 1 Bund Schnittlauch (M), Kresse (M), Pfeffer (M), Salz (W), 1 Bund Petersilie (H), Essig (H), 1 Prise Paprikapulver (F), Öl (E).

In Butter die geschnittenen Champignons und Zwiebel mit Salz, Zitronensaft und Orangenschale anrösten. Etwas auskühlen lassen und mit allen restlichen Zutaten zu einem Salat zubereiten.

Beruhigt den Geist, tonisiert Blut, löst Nässe/Feuchtigkeit, bewegt Blut.

Nachspeisen

Kompotte und Fruchtspeisen

125. Apfel- oder Birnenkompott

¾ kg Äpfel (E) oder Birnen (E), 1 Zimtrinde (E), Nelken (M), Wasser (W), ½ Zitrone (H) Saft und Schale, Prise Orangenschale (F).

Die Äpfel oder Birnen in Achtel teilen und mit den restlichen Zutaten weich dünsten lassen.

Äpfel: Tonisiert Yin, löst Nässe/Feuchtigkeit, eliminiert Hitze; nicht bei bei Kälte der Mitte.

Birnen: Tonisiert Yin, eliminiert Hitze; nicht bei bei Kälte.

126. Kirschenkompott

½ kg Kirschen (E), Zimtrinde (E), Nelken (M), Wasser (W), Zitronenschale (H), Orangenschale (F).

Die Kirschen mit den restlichen Zutaten weichdünsten.

Tonisiert Blut, löst Nässe/Feuchtigkeit, eliminiert Wind-Kälte/Hitze; nicht bei bei Hitze.

127. Marillen oder Pfirsichkompott

½ kg Marillen oder Pfirsiche (E), Nelke (M), Wasser (W), Zitronenschale (H), Orangenschale (F).

Marillen oder Pfirsiche halbieren, entkernen und mit den restlichen Zutaten weich dünsten lassen.

Marille: tonisiert Blut, löst Schleim; nicht bei bei Durchfall.

Pfirsich: tonisiert Yin, bewegt Blut, löst Schleim.

128. Johannisbeerkompott

½ kg schwarze Johannisbeeren (H), Orangenschale (F), Vanille (E), Nelke (M), Wasser (W), Zitronensaft (H).

Die sauberen Beeren mit den restlichen Zutaten dünsten lassen.

Eliminiert Wind-Hitze, tonisiert Blut und Yin.

129. Hollerkompott

½ kg Beeren (F), Vanille (E), Nelke (M), Wasser (W), Zitronenschale (H), Orangenschale (F), Kuzu oder Pfeilwurzelmehl (E), Rohrohrzucker (E).

Die Beeren mit den restlichen Zutaten kurz dünsten. Kuzu oder Pfeilwurzelmehl mit kaltem Wasser anrühren und in das Kompott rühren. Nach eigenem Belieben süßen.

Tonisiert Yin und Blut, löst Schleim.

130. Rhabarberkompott

½ kg Rhabarber (H), Orangenschale (F), Zimt (E), Rum (M), Wasser (W), Zitronensaft (H).

Die Rhabarberstängel schälen und in 3 cm lange Stücke schneiden. Mit den restlichen Zutaten dünsten.

Löst Hitze Stagnation, bewegt den Stuhl; nicht bei bei Milz Qi Mangel.

131. Apfelmus

¾ kg Äpfel (E), Nelke (M), Wasser (W), Zitronenschale (H), Orangenschale (F), Zimt (E).

Die Äpfel vierteln (mit Schale und Kerngehäuse) und mit Nelken, Wasser, Zitronenschale und Orangenschale weich kochen, passieren und mit Zimt bestreuen.

Tonisiert Yin, löst Nässe/Feuchtigkeit, eliminiert Hitze; nicht bei Bei Kälte der Mitte.

132. Zwetschkenröster

Zwetschken (E), Nelken (M), Wasser (W), Zitronenschale (H), Orangenschale (F), Zimtrinde (E).

Die Zwetschken halbieren, entkernen und mit den restlichen Zutaten weichkochen.

Reguliert und bewegt Qi, eliminiert Hitze.

133. Kompott aus Dörrobst

Dörrzwetschken (E), Dörräpfel (E), Dörrbirnen (E), Dörrmarillen (E), Rosinen (E), Nelken (M), Wasser (W), Zitronensaft und Schale (H), Orangenschale (F).

Die Trockenfrüchte einweichen und mit den restlichen Zutaten kochen.

Tonisiert Yin und Blut, löst Nässe/Feuchtigkeit/Schleim, reguliert und bewegt Qi und Blut, eliminiert Hitze; nicht bei bei Kälte der Mitte, Durchfall.

134. Fruchtsalat

Erde: Äpfel (E), Birnen (E), Marillen (E), Kirschen (E), Pfirsiche (E), Rosinen (E), Zwetschken (E), Datteln (E), Feigen (E), Bananen (E), Honigmelone (E), Weintrauben (E), Mandeln (E), Pistazien (E), Sesam (E), Walnüsse (E).

Metall: Nelken (M), Ingwer (M), Rum (M).

Wasser: Wasser (W).

Holz: Brombeeren (H), Himbeeren (H), Mandarinen (H), Erdbeeren (H), Heidelbeeren (H), Johannisbeeren (H), Orangen (H), Ananas (H), Kiwi (H), Zitronensaft und Schale (H).

Feuer: Orangenschale (F), Grapefruitschale (F), Hollerbeeren (F), Quitten (F).

Je nach Jahreszeit und Geschmack verschiedene Früchte und Zutaten von jedem Element auswählen, kleinscheiden und vermengen. Ziehen lassen.

135. Erdbeermilch

Erdbeeren (H), Ziegen- oder Schafmilch (F), Vanille (E), Ingwer (M), wenig Wasser (W).

Erdbeeren schaumig mixen und mit den restlichen Zutaten gut verrühren.

Tonisiert Qi, Yin, Blut und Essenz, löst Nässe/Feuchtigkeit.

136. Bananenmilch

Bananen (E), Zimt (E), Ingwer (M), wenig Wasser (W), Zitronenschale (H), Ziegen- oder Schafmilch (F).

Die Bananen schaumig mixen und mit den restlichen Zutaten gut verrühren.

Tonisiert Qi, Yin, Blut und Essenz, reguliert den Stuhlgang, löst Nässe/Schleim.

137. Erdbeermarmelade

2 kg reife Erdbeeren (H), Prise Orangenschale (F), Prise Vanille (E), Prise Ingwer (M), Wasser (W), 2 TL Agar-Agar (W).

Die reifen Erdbeeren waschen und von fauligen Stellen sorgfältig befreien. Entweder die gesamten Erdbeeren mixen oder einen Teil mixen und ein paar Stücke größer lassen. Agar-Agar in etwas kalter Flüssigkeit einrühren und zu den Früchten geben.

Die Früchte mit Orangenschale, Vanille und Ingwer zum Kochen bringen und 4 min. gut kochen lassen. Die Marmelade heiß in gut gewaschene Gläser einfüllen, sofort verschließen und verkehrt gestellt auskühlen lassen.

Löst Nässe/Feuchtigkeit, tonisiert Yin und Qi.

138. Marillenmarmelade

2 kg reife Marillen (E), Prise Ingwer (M), etwas Wasser (W), Zitronensaft (H), Prise Orangenschale (F), Prise Vanille (E), Prise Kardamom (M), Wasser (W), 2 TL Agar-Agar (W).

Die reifen Marillen waschen und von den Kernen und von fauligen Stellen sorgfältig befreien. Die Marillen mixen (ev. kleine Stückchen lassen). Agar-Agar in etwas kalter Flüssigkeit einrühren und zu den Früchten geben. Früchte mit Ingwer, Wasser, Zitronensaft, Orangenschale, Vanille und Kardamom zum Kochen bringen. Die Früchte 4 min. gut kochen lassen. Die Marmelade heiß in gut geschwaschene Gläser einfüllen, sofort verschließen und verkehrt auskühlen lassen.

Tonisiert Blut, löst Schleim; nicht bei bei Durchfall.

139. Kirschenmarmelade

Wie Marillenmarmelade zubereiten. Süße Kirschen (E) verwenden.

Tonisiert Blut, löst Nässe/Feuchtigkeit, eliminiert Wind-Kälte/Hitze; nicht bei bei Hitze.

140. Zwetschkenmarmelade

Wie Erdbeermarmelade zubereiten.

Reguliert und bewegt Qi, eliminiert Hitze.

141. Birnenmus eingekocht

Birnen (E), Ingwer (M), etwas Wasser (W), Prise Zitronenschale (H), Prise Orangenschale (F).

Die reifen, aber nicht überreifen Birnen kleinschneiden und mit den restlichen Zutaten aufkochen. Mit einem Stabmixer mixen und 5 min. kochen lassen. Birnenmus heiß in saubere Gläser abfüllen und auf den Deckel gestellt auskühlen lassen.

Tonisiert Yin, eliminiert Hitze; nicht bei bei Kälte.

Soßen und Cremespeisen

142. Fruchtsoße

1/8 Liter Wasser (W), 25 dag Früchte: z.B. Himbeeren (H), Erdbeeren (H), Johannisbeeren (H), geriebene Orangenschale (F), Rohrohzucker (E), Kuzu oder Pfeilwurzelmehl (E), Ingwer (M), etwas Wasser (W), Zitronensaft (H).

Das Wasser mit den passierten Beeren, etwas Orangenschale und Rohrohrzucker zum Kochen bringen. Kuzu oder Pfeilwurzelmehl mit kaltem Wasser anrühren und eingießen. Ingwer, etwas Wasser und Zitronensaft dazu geben und auskühlen lassen.

Tonisiert Blut, Qi, Yin, eliminiert Wind-Hitze.

143. Bananencreme

½ Liter Ziegenmilch (F), Kuzu oder Pfeilwurzelmehl (E), Vanille (E), 1 Dotter (E), 3 Bananen (E), Ingwer (M), etwas Wasser (W), geriebene Zitronenschale (H), 1 Prise Kakao (F), 1 Eiklar (E).

Die Milch mit Kuzu und Vanille kalt anrühren und unter ständigem Rühren auf kleiner Flamme aufkochen lassen. Etwas auskühlen lassen und dann Dotter, die fein zerdrücketen Bananen, Ingwer, Wasser, Zitronenschale und Kakao unterrühren. Den steifgeschlagenen Schnee unter die kalte Crème rühren.

Tonisiert Yin, Qi, Blut und Essenz, löst Nässe/Schleim, reguliert den Stuhlgang.

144. Maronireis

½ kg Maroni (E), Rohrohzucker (E), Vanille (E), Ingwer (M), Prise Salz (W), Zitronenschale (H), Kakao (F).

Die Kastanien einschneiden, 10 Minuten in kochendes Wasser legen und dann schälen. Mit wenig Wasser im Dampf weichkochen, noch heiß passieren und mit Rohrohrzucker, Vanille, Ingwer, Salz, Zitronenschale und Kakao vermischen. Durch ein Reibeisen oder eine Kartoffelpresse drücken, bergartig anrichten und servieren.

Tonisiert Qi, Yin, Yang und Essenz.

145. Bohnenreis

½ kg Adzukibohnen (W), Zitronenschale (H), Kakao (F), Rohrohrzucker (E), Vanille (E), Ingwer (M).

Die weichgekochten Bohnen passieren und mit den restlichen Zutaten gut vermischen. Durch ein Reibeisen oder eine Kartoffelpresse drücken, bergartig anrichten und servieren.

Tonisiert Qi, löst Feuchtigkeit.

146. Früchtereis

½ Liter Ziegen- oder Schafmilch (F), etwas Rohrohrzucker (E), 15 dag Basmatireis (M), Prise Salz (W), Zitronenschale (H), verschiedene Früchte.

In der Milch mit wenig Rohrohrzucker, Salz und Zitronenschale den Reis weichkochen. Die Früchte klein schneiden und zusammen mit dem Reis servieren.

Tonisiert Qi, Yin, Blut und Essenz, löst Nässe/Schleim, reguliert und bewegt Qi.

147. Apfelschnee

½ kg Äpfel (E), 1 Eiklar (E), Vanille (E), Ingwer (M), etwas Wasser (W), Zitronenschale (H), Prise Kakao (F).

Die Äpfel schälen, entkernen, blättrig schneiden und mit etwas Wasser weich dünsten. Auskühlen lassen und anschließend mit den restlichen Zutaten steif schlagen, bis die Masse weiß ist.

Tonisiert Yin, löst Nässe/Feuchtigkeit, eliminiert Hitze; nicht bei bei Kälte der Mitte.

148. Fruchtschaum

¼ kg Früchte: Johannisbeeren (H), Himbeeren (H), Erdbeeren (H), Prise Orangenschale (F), etwas Rohrohzucker (E), 1 Eiklar (E), Ingwer (M), Prise Salz (W).

Die Früchte zerdrücken und mit den restlichen Zutaten schaumig schlagen, bis eine Masse entsteht.

Eliminiert Wind/Hitze, tonisiert Blut, Yin und Qi.

Getränke

149. Kakao

Ziegen- oder Schafmilch (F), Zimt (E), Kardamom (M), Wasser
(W), Zitronenschale (H), Kakao ungesüßt (F), ev. Honig (E) oder
Rohrohzucker (E).

Die Milch samt Zimt, Kardamom, Wasser, Zitronenschale und
Kakao aufkochen lassen. Falls gewünscht entweder mit
Rohrohrzucker oder mit Honig süßen (Honig erst in den etwas
abgekühlten Kakao geben).

Tonisiert Qi, Yin, Blut und Essenz.

150. Kaffee (für 1 Tasse)

Kochende Wasser (F), 1 TL Kaffee (F), Rohrohzucker (E), 1
Kardamomkapsel (M), etwas kaltes Wasser (W), 1 Stück gerösteter
Grünkern (H).

Das Wasser zum Kochen bringen und alle restlichen Zutaten der
Reihe nach hineingeben. Etwas köcheln lassen und dann abseihen.

Reguliert und bewegt Qi, leitet Nässe aus, löst Nahrungsretention;
nicht bei bei Yin-, Blut-, Essenz- und Yangmangel.

151. Punsch

¾ Liter Schwarztee (F), ¼ Liter Rotwein (F), Zimtstange (E),
Ingwer (M), Rum (M), etwas Wasser (W), Zitronenschale und -saft
(H), Orangensaft und -schale (F).

Alle Zutaten zusammen mischen und aufkochen lassen.

Tonisiert Yang, Blut; nicht bei bei Yin Mangel, Hitze.

152.   Apfelpunsch (alkoholfrei)

¾ Liter Apfelsaft (E), Zimtstange (M), Nelken (M), Ingwer (M), ¼ Liter Wasser (W), Zitronensaft und -schale (H), Orangensaft und -schale (F).

Alle Zutaten zusammen mischen und aufkochen lassen.

Tonisiert Yin.

153.   Glühwein

1 Liter Rotwein (F), Vanille (E), Nelken (M), Zimt (M), Wasser (W), Zitronenschale (H).

Alle Zutaten einmal aufkochen lassen.

Tonisiert Yang und Blut; nicht bei bei Yin Mangel.

Frühstück

154.   Reisfrühstück

Basmatireis (M), Ingwer (M), Wasser (W), Zitronensaft oder -
schale (H), Prise Kakao (F), Zimt (E), 1 Kapsel Kardamom (M),
Prise Salz (W).

Honig (E), Mandeln (E), Sesam (E).

Reis trocken anrösten, Ingwer dazugeben und mit viel Wasser
aufgießen. Die restlichen Zutaten dazugeben und ca 20 - 30
Minuten zu einer breiigen Konsistent kochen. Ev. Wasser
nachgießen.

Mit Honig süßen und mit Mandeln und Sesam verfeinern.

Reguliert und bewegt Qi, tonisiert Qi und Yin, löst Nässe und
Feuchtigkeit.

155.   Wärmendes Porridge (Getreidebrei)

Haferflocken (M), Wasser (W), Zitronensaft oder Schale (H), Kakao
(F), Zimt (E), Kardamom (M), Prise Salz (W), Honig (E), Mandeln
(E), Walnüße (E), Rosinen (E), Feigen (E), Datteln (E) oder andere
Trockenfrüchte.

Die Haferflocken trocken anrösten und mit Wasser aufgießen. Die
restlichen Zutaten dazu geben und zur gewünschten Konsistent
köcheln lassen. Mit Honig süßen und mit Nüssen und
Trockenfrüchte verfeinern.

Tonisiert Qi, beruhigt den Geist, wärmt.

156.   Hirsefrühstück süß

Hirse (E), Ingwer (M), Wasser (W), Zitronenschale (H), Prise
Kakao (F), Trockenfrüchte: Marillen (E), Rosinen (E), Datteln (E),
Feigen (E); Mandeln (E), Walnüsse (E), Honig (E).

Hirse trocken anrösten, Ingwer dazu geben und mit der doppelten Menge Wasser löschen. Zitronenschale und Kakao unterrühren und 40 Minuten kochen. Etwas auskühlen lassen und mit Trockenfrüchten, Nüssen und Honig servieren.

TIPP: Hirse gleich für 2 - 3 Tage vorkochen und im Kühlschrank aufbewahren. Wenn die Hirse einmal ausgekühlt ist, ist sie nicht mehr klebrig.

Tonisiert Qi, Yin, Yang und Blut, löst Nässe/Feuchtigkeit, bewegt Blut, reguliert Stuhlgang.

157.   Hirsefrühstück pikant

Hirse: Hirse (E), Thymian (M), Wasser (W), Salz (W), Zitronenschale (H), Prise Kurkuma (F).

Gemüse: Butter (E), Karotten (E), Zucchini (E), Brokkoli (E), Koriander (M), Schnittlauch (M), Salz (W), Petersilie (H), Prise Paprikapulver (F).

Hirse: Hirse trocken anrösten und mit Thymian, Wasser, Salz, Zitronenschale und Kurkuma kochen. Etwas auskühlen lassen.

Gemüse: Butter zerlassen und darin das kleingeschnittene Gemüse sowie die Gewürze anbraten und kurz dünsten lassen. Mit der Hirse vermischen und servieren.

TIPP: Hirse gleich für 2 - 3 Tage vorkochen und im Kühlschrank aufbewahren. Wenn die Hirse einmal ausgekühlt ist, ist sie nicht mehr klebrig.

Tonisiert Qi und Blut, löst Nässe/Feuchtigkeit.

Rezepte Alphabetisch